轻松学中医丛书

轻松学甲诊

QINGSONG XUEJIAZHEN

（图解版）

主编单位　浙江省江山市幸来特色医学研究所

主　　编　周幸来

副主编　周　举　周　绩

编　　者　（以姓氏笔画为序）

王　超　　王新建　　毛晓燕　　孙加水

孙向港　　孙岩岩　　汪衍光　　汪澜骐

张汉彬　　陈建明　　陈润成　　陈新宝

周幸冬　　周幸图　　周幸秋　　周幸娜

周幸强　　周林娟　　周闽娟　　郑安庆

姜子成　　姜水芳　　姜衰芳　　姜娟萍

夏大顺　　熊　凡

摄绘图　　周幸来

河南科学技术出版社

·郑州·

内容提要

本书为《轻松学中医丛书》之一，由中医特色诊疗专家编撰。全书分上下两篇：上篇为甲诊概述，包括甲诊基础知识、指甲反映的疾病信息2章；下篇为辨甲诊病，分内科（包括传染病）、外科、骨伤科、男科、妇儿科、眼科、耳鼻咽喉口腔科7章，详细介绍了每种疾病的中医学病因病机及甲诊要点，书末有彩图。本书内容翔实、文字精练、图片清晰、简明实用，适合中医和中西医结合的临床、教学、科研工作者阅读，也可供医学院校学生及广大中医爱好者参考。

图书在版编目（CIP）数据

轻松学甲诊/周幸来主编. —郑州：河南科学技术出版社，2021.8
ISBN 978-7-5725-0398-6

Ⅰ.①轻… Ⅱ.①周… Ⅲ.①指（趾）甲—望诊（中医）Ⅳ.①R241.29

中国版本图书馆CIP数据核字（2021）第067505号

出版发行：河南科学技术出版社
北京名医世纪文化传媒有限公司
地址：北京市丰台区万丰路316号万开基地B座1-115　邮编：100161
电话：010-63863186　010-63863168
策划编辑：欣　逸
文字编辑：杨永岐
责任审读：周晓洲
责任校对：龚利霞
封面设计：吴朝洪
版式设计：崔刚工作室
责任印制：苟小红
印　　刷：河南省环发印务有限公司
经　　销：全国新华书店、医学书店、网店
开　　本：850 mm×1168 mm　1/32　印张：5.5·彩页56面　字数：183千字
版　　次：2021年8月第1版　2021年8月第1次印刷
定　　价：30.00元

前　言

　　望甲诊病,简称"甲诊"。开展望甲诊病技术的研究,既是对传统中医学的继承与发扬,又是对现代医学新的发掘与探索。指甲是人体健康状况的"荧光屏""活窗口",指甲上的气色、形态时刻发生着变化,随时都能反映机体生理、病理的改变状况。通过甲诊,除了能正确反映皮肤性甲病和原发性甲病以外,还能正确反映系统性疾病和机体脏腑、气血、内分泌、神经系统功能的内部状态,比如蛋白质、脂肪、水、电解质、糖代谢等的水平情况。因此,甲诊是临床上做出初步诊断、辅助诊断及预测疾病的重要方法之一,并能在一定程度上动态反映出 6～12 个月内病程的发展、转归和预后态势。

　　望甲诊病自古就有,远在古希腊时期,著名医学家希波克拉底就将其作为诊断疾病的方法之一。中医学对甲诊的分析运用,则更为源远流长,自《黄帝内经》以来,我国几千年浩茫的医学文献中就有许多有关甲诊辨证的精辟论述。近代出版的《中医儿科学》《中医外科学》《中医心病证治》等许多学术专著中,也有关于望甲诊病的不少内容。70 年来,我国有关甲诊的研究有了长足的发展,除了有众多的论文发表外,还有王文华等编写的《指甲诊病》《指甲测百病》,周立寰编写的《指甲诊病》,李学诚编写的《指甲诊病彩色图谱》《指甲诊病彩色像谱》,覃保霖编写的《观甲诊病》,周幸来、周举编写的《全息望诊图谱》《望甲诊病图解》《望甲诊病》《望甲诊病速成》《望甲诊病与中医简易治疗》等学术专著相继问世。指甲虽小,但在诊断疾病中却占有一席之地,值得继续探索与深入研究下去。

甲诊分析可应用于医学预防保健中的各个不同领域,包括发病前期(Ⅰ级预防)、发病期(Ⅱ级预防)、康复期(Ⅲ级预防)等诸多方面。随着现代科学,特别是医学、生物学研究的进一步发展,从物理、化学、生理、病理、组织胚胎学等多方面的分析探讨,以及对中医学更深入的发掘与验证总结,使甲诊除具有自我保健、监测,自我观察病情改变,及早就医,以防患于未然的作用以外,还可对有机、无机物质的分析,微循环状态的分析,机体代谢平衡的分析,脏腑、经络、营卫气血等改变的分析,以及运用生物全息论、控制论、系统论对疾病进行相关分析均具有重要的作用。这样一来,就将甲诊在临床诊断方面的作用推向了一个新的发展平台。

构成整个生命的每个脏腑、器官,时时刻刻都在不停地运行着、变化着,一旦发生疾病就会通过指甲向我们做出预示,如果能够及早掌握这些疾病所发出的早期甲诊信息,我们就能够提早预防和治疗这些疾病,以保证身体健康。相反,如果对所发生疾病的甲诊信息漠不关心、熟视无睹,则不但会耽误病情,甚至会丧失挽救生命的宝贵时间而后悔莫及。"上工之取气,乃救其萌芽",要将祸邪病疾消灭在萌芽状态,以达到未病防病、有病防变的目的。

在本套丛书的编写过程中,我们参阅了大量前贤及同辈们的多种有关专著,拜访了多位民间医师和医僧,领悟了许多学术真谛和独到经验,受益匪浅,对其创新意识、卓有成效的努力、富有成果的劳动,表示崇高的敬意。由于我们水平有限,复加时间仓促,书中谬误之处定然不少,敬请读者斧正,以便于再版时修正。

周幸来

目　录

上篇　甲诊概述

下篇　辨甲诊病

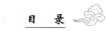

上篇　甲诊概述

第 1 章

甲诊的基础知识

一、甲诊方法简介

望甲诊病,实质上就是在指甲上捕捉疾病"踪迹"的信息,通过指甲观察机体经络、脏腑、血气的实质改变,以及机体生理、病理改变的符号的一种诊断方法,这与一般观察指形、甲形等具有完全不同的含义。因为观察指甲上的各种信息符号,对于诊断疾病的准确性有着直接的关系,所以必须强调重视甲诊的细微特征的观察。

望甲诊病时,嘱患者伸手俯掌,手指自然伸出,先观察各个指甲有无污染、缺损或伤残,然后检查者以一手的拇指和示(食)指夹持于患者被诊察手指的末端关节两侧,或手指末端指甲的两侧,以固定患者的指甲,以有利于直接诊察指甲的信息符号,或检查者以其拇、示(食)两指持于该手指端指甲的两侧边缘处,或持指腹与甲板轻压、转动与推挤,认真、仔细地逐一诊察,寻找、对比、识别指甲上每一甲诊改变的位置、形质、色泽及其改变情况。凡见有异常情况者,必须紧紧地"抓"住,跟踪观察,反复比较,认真判断,不应轻易放过。检查前,应熟记各种信息符号的形状、位置和色泽,对于每一个甲诊信息符号,均应做到"三准",即"位置"要定准,"形质"要看准,"色泽"要判准。

望甲诊病技术方法,与中医的望、闻、问、切"四诊"与其他检测诊断方法及仪器设备检查,或化验室检查等手段来获取诊断依据的性质是同样的。一般来说,只要指甲正常,指端微循环状态良好,检查时光线充足,正确掌握甲诊的诊断要领,那么其诊断结论与其他检查手段的诊断结果大多是保持一致的。

当然,望甲诊病时,也常会因各种原因而感到"看不准"、"吃"不透,难于判定诊断结果。这时,就必须注意与有关的临床症状、体征,以及其他诊法,如舌诊、脉诊、耳诊等相互配合,必要时,也须应用现代实验室、理化检查的方法验证其诊断结论。甲诊只能是为临床提供(或增加)一种检查诊断的方法,而不是就可以取代其他的有关诊断方法。

望甲诊病时,必须要有良好的光线,检查过程温度要适当,被检查者坐于检查者的对侧,按顺序认真观察各个指甲,有异常信息的指甲必须做重点检查。目前应用最多的基本手法有直观法、切压法和透照法等。现简要介绍如下。

1. 直观法(直视法)　直接用眼观视被检查者的指甲形态、颜色、光泽、质地、气血状态、生长发育等一系列情况。检查时,一般先左手,后右手,从拇指到小指逐个由上而下,由内而外的全面诊察。

2. 切压法　检查者以其左手拇指的指甲垂直按压被检查者指甲的甲体,认真观察甲床各个部位的改变,分别做出判断。

3. 扭转压视法　检查者以其左手拇指和示(食)指分别扭转被检查者手指的指腹与扭转轻压指甲的各个部位,重点进行比较,以正确识别不同的差异情况。其操作手法分解如下。

(1)捏法:检查者以拇指和示指夹住被检查者指甲的两侧,这是最基本的操作手法之一。捏的轻重应因人(指甲)而异,一般轻捏即可。对于过厚、过硬的指甲,老年人或体质衰弱指端微循环不良者,则须适当加重捏力才能便于诊察(图1-1　捏法)。

(2)掖法:即在捏的同时,拇指、示指做上下交替移动,扭转指甲,这也是最基本的操作手法。扭转时,可见及甲床上血气形态等方面的信息会随扭转而移动,反映病症的甲诊信息符号更容易暴露出来。掖的快慢和用力的大小,主要根据观察需要适当掌握

(图 1-2　掫法)。

(3)推法:其操作一般是捏持的示指保持不动,以拇指向前(或左前、右前)推动,或反之,拇指保持不动,以示指推动,用以诊察血气等甲诊符号是否沿着力的方向移动。其甲体、甲床上的疾病符号一般擦不掉的,即使能推动也仅仅是符号颜色程度上暂时的改变,所以推法多用于确定疾病信息符号的形态和位置所在(图 1-3　推法)。

(4)挤法:在捏法的基础上,其拇、示两指同时向指甲的中间或其一端挤压,主要作用是判断疾病信息符号的定位。挤法,实际上就是拇指和示指向指甲的同一点上施以推法(图 1-4　挤法)。

(5)掫法:亦即按压法,为了便于诊察血气等符号的色泽,常常需要以拇指或示指按压指甲的背区,可用一指按压,或两指同时按压。一般来说,按压时信息符号的颜色只有程度上的改变,基本色泽则不会改变。但对于贫血的患者、老年人、指端微循环欠佳者则不然,掫压时只见苍白一片,显示不出什么异常信息符号出来。此时应加以注意,以采用轻掫的方法为妙(图 1-5　掫法)。

(6)摺法:即用拇、示两指在施以捏、挤、掫法时突然松开,称为摺手。操作时,有时一指突然松开,有时两指同时突然松开,任其自然,借以诊察血气的复原情况及甲诊信息符号的毗邻关系和色泽改变等。实施掫法时与实施摺法时其信息符号是否皆在,色泽是否一致,以此便可判定信息符号的真伪情况。

(7)捋法:根据甲诊信息符号的具体位置情况,用拇指或示指在指甲的背面擦抹而过的,称为"捋法"。其操作目的是为了进一步对信息符号加以鉴别和判断其真伪情况,大多在甲诊信息符号看不清、毗邻关系不明确,或者移动的面比较大,有疑问时采用。

(8)停法:即停顿或暂停的意思。在施行上述诸法之后,仍一时寻觅不到甲诊的信息符号,此时常常需要原地暂时停顿一下,以便于再仔细诊察。暂停时,应尽量按原式保持不动,只要在诊察的方向、角度上做一些变换、调整,以进行比较、判别就可以了。

4.触指诊断法　人体的脏腑组织、四肢百骸是一个有机的整体,其上下内外通过气血、经络的运行相互联系,凡外邪侵袭,由外而内,通过经络逐步深入,脏腑有病时,也会在经络联系的部位得到表现。经络之间也是相互联系的,在《难经》创立的切脉独取寸口以诊察全身方法的启发下,认为经络在人体的双手5个指头上都有分布,而所属经络则各不相同,所以通过5个指头不同的反映就可以判断机体不同脏腑的疾病。

拇指属手太阴肺经,示指属手阳明大肠经,中指属手厥阴心包经,环指属手少阳三焦经,小指属手少阴心经及手太阳小肠经(图1-6　各指经属)。再根据各条经络在指头上的起止及其所属经络的内在衔接联系,各个指头上出现的不同反应状态阈信息符号即可推测出疾病所属脏腑,再结合"四诊"合参,便能做出准确的诊断。操作时,操作者用一个胶质小锤在被检查者右手5个指尖上逐个敲击,用力相同,敲击次数相等,可反复几次,然后耐心候其恢复常态。恢复速度较慢的(1或2～3个)指头即代表所属经脉有病;最后恢复正常的手指有麻木感觉者,多属阳证、热证、腑证、主表,主气;有疼痛感觉的,多属阴证、寒证、脏证,主里、主血;先痛后麻的与单纯麻的相同;先麻后痛的,与单纯痛的相同。手少阳三焦经与足少阳胆经相衔接,并联络足太阳膀胱经从肾上行至肝,所以虽无直接所属脏、腑联系,亦可以从触指的反应分析经络,如有口苦、咽干、胸胁疼痛等表现的,再根据环(无名)指等手指的痛或麻反应,区别属肝或属胆;若有善恐、腰痛、小便失常等表现的,则可根据上述方法区分其属肾或膀胱。

5.透照法　采用强光透照指端,观察甲质、甲床的不同颜色改变,从而得知末梢微循环的血供状态。

末梢微循环的检查方法如下。检查时,最好能在暗室内进行,受检查者取坐位,安静休息15分钟,一般是观察左手的示指或环指,被检查者手的摆放位置与心脏处于等高水平,被检查的手指部位用温水洗净,室温保持在 18～20℃ 环境下最为适宜。①观察与测量方法,应用斜桶(或直桶)双目显微镜直接投影目镜或照相记录,光源为两个 80W 高压灯(或聚光灯),呈 90°方向照射。②观察指标,管襻的外观清晰度、排列、管径、血色;管襻的数目、长度、顶宽、直径;血管的形状、血流速度、血流状态,以及管襻压力。

二、甲诊方位名称与指甲的构成

1. 甲诊方位名称 望甲诊病前必须充分认识指甲,了解指甲。《黄帝内经》认为"甲为筋之余""诸筋者,皆属于节"。指甲来自于胚胎时期的外胚层,是皮肤角化附属器官之一,由角化上皮细胞所组成。指甲位于十指末端之背侧,长约占第 3 指骨的 1/2,是指端的组成部分。由此可见,指甲的方位同手指的方位、人体的方位是一致的。正确的指甲方位及术语,是按人体解剖的体位来确定的。当身体直立,两臂垂直于躯干两侧,两手掌向前时,身体的腹侧和背侧就表示指甲的前后(或腹背)位置关系。上肢的桡侧和尺侧,就表示指甲的内外(或左右)位置关系。手指与其附着部(手掌)距离的远近,就表示指甲的水平(或上下)位置关系。这样一来,指甲便有了背面、腹面、桡侧、尺侧、远端、近端这样的定位术语,这对于诊察和记录甲诊信息就可以保证准确而无误了。

(1)九分比法:是将指甲从近端到远端,从桡骨侧到尺骨侧,纵横分成 3 等分,划分成 9 格。用相同的方法,将每格再划分成 9 小格,以此比例来划分指甲的面积。该方法的优点为划分较细,定位较为正确,其缺点是较为繁杂[图 1-7 指甲九分比区域名称(左手)]。

(2)四分比法:是将指甲从近端到远端,从桡骨侧到尺骨侧,纵横划分成 2 等分,划分为 4 格。用相同的方法,将每格再划分成 4 小格。以此比例来划分指甲的面积。该方法的优点是目测较易掌握,在观测、辨别上较为便利,其缺点是不够细致[图 1-8 指甲四分比区域名称(右手)]。

(3)五分比法:是将指甲划分为 5 个区域部位,其中上区(南方),又称火区,位于指甲的远端部位;下区(北方),又称水区,位于甲半月痕(瓣)部位;左区(东方),又称木区,位于指甲的桡骨侧;右区(西方),又称金区,位于指甲的尺骨侧,与左区相对应;中区(中部),又称土区,位于指甲的正中部位。

指甲的各部位与脉象的对应关系:其中上区对应心血管系疾病,中区对应脾胃系疾病,下区对应肾系疾病,左右区分别对应肝胆系疾病[图 1-9 指甲五分比区域名称(右手)]。

(4)横轴三分比法:是将指甲按横轴划分为 3 等分,其中远端为上区,近端(甲根)为下区,指甲的中段为中区。一般常将甲半月痕(瓣)部位称为下区,指甲的前段部位称为上区,甲体部位称为中区。该划分法主要应用于中指,与心肺、脾胃、肾系疾病相对应(图 1-10 指甲横轴三分比区域名称)。

(5)纵轴二分比法:是将指甲按纵轴平分成 2 等分,以甲体纵轴心为中心平分点,分成桡骨侧与尺骨侧两部分(图 1-11 指甲纵轴二分比区域名称)。

(6)横轴二分比法:是将指甲按横轴划分为 2 等分,以甲体横轴为中心平分点,分成远端(前端、甲缘)和近端(后端、甲根)两部分(图 1-12 指甲横轴二分比区域名称)。

上述 6 种划分方法从临证实际出发,都是可以采用的,其采用原则则因病因需而异。如专门诊察某一疾病或观察鉴别有关疾病时,以采用九分比法为好;而对于十指指甲的一般性诊察,则以四分比法较为方便,也可多法配合采用,互为印证。

2. 正常指甲的构成 正常指甲最前端,指甲与软组织交界部位,称为“甲缘”;指甲前端指甲与肉粘连的边沿部分,称为“甲沿”;指甲左右两侧,指甲与软组织交界的边缘部位,称为“甲襞”

或"甲侧";整个指甲的前 1/3 部分,称为"甲前",中 1/3 部分,称为"甲中",后 1/3 部分,称为"甲根"。整个指头除了指甲外,其余部位统称为软组织。其前端软组织部位,称为"皮缘";其后端,甲根与指背皮肤相互连接处有一条薄而整齐、状如细带样的组织,称为"皮带";皮带后面与高于皮带的皮肤组织及关节处的连接处,称为"皮囊"(图 1-13 正常指甲的组织结构)。

3. 正常人的指甲表现 正常人的甲板呈长方形、方形、梯形或铲形,甲面平滑、光洁、饱满、润泽、半透明状,内泛有红润之色,色泽均匀,其上有极细的平行纵纹,甲面无嵴棱沟裂,甲下无斑纹瘀点。其根部有乳白色半月痕(瓣),前部有淡红色的弧线,后面接甲皱襞,两侧接甲沟。弧线隐约可见,半月痕(瓣)嫩白,一般不超过总长度的 1/4。指甲边缘整齐,无凸出、凹陷或缺损等。向甲体加压时变成白色,停止加压后立即恢复常色。小儿指甲较成年人薄而软,老年人指甲变得厚脆或干枯或有棱纹不平滑的,亦属正常现象。

三、甲诊的程序

指甲的形态、色泽、质地的各种不同改变常与所患疾病、职业、性别、年龄、环境、气候、温度、季节、自身体温、手指的状况、活动度等有关,但也存在着一定的生理变异限度。指甲的中心区域常呈淡红白色状,甲缘(其游离部分)常呈白色状,指端的甲缘常呈淡白色状,指腹旁(甲体两侧部)常呈淡红色状,甲半月痕(瓣)占指甲的 1/10～1/4,当甲体被压迫后迅速变成白色改变,当压力迅速解除后,会立即恢复常色。一般按下述程序进行诊察。

1. 甲板 又称甲体。

(1)形态结构:是由坚实的角化上皮所形成,呈四边形半透明的致密组织,平均厚 0.5～0.8cm。

(2)甲诊要点:注意观察甲体的形状(包括大小、厚薄、长度、宽度、弧线、斑点、裂隙、缺损、沟纹等)、质地(包括粗糙、软硬度、浑浊、脆性、韧性等)、颜色、泽度、生长速度、动态改变等。

2. 半月痕(瓣) 又称甲半月。

(1)形态结构:在甲板根部显示出半月形痕迹,半月痕(瓣)处的甲板较厚,是甲母细胞形成甲基质在甲板上的投影,形成半月形弧影。

(2)甲诊要点:注意观察半月痕(瓣)弧影扩大、缩小、变形、残缺等改变和半月痕(瓣)间质、常态间质(浑浊枯涩等)的改变。注意观察半月痕(瓣)基质、颜色、泽度、孙络、质、形、色、动态等的改变。

3. 甲床 甲板之下为甲床。

(1)形态结构:是由表皮生发层和真皮层所构成。甲床含有丰富的毛细血管,称为孙络,是供应营养和物质代谢的聚散之处。

(2)甲诊要点:注意观察甲床形态(甲板可因甲床的改变而形成峭棱、翻翘、扭曲、甲剥离、畸形等),注意观察甲床斑块、纹彩、瘀点、色泽(光华、充盈、苍白、红绛、青蓝、发绀、乌黑、黄蚀等)及孙络的动态。

4. 甲襞 亦称"甲侧"。

(1)形态结构:甲襞即环绕甲体周围肌肤的皱襞,具有支持甲体并供应血液与营养,甲襞处孙络密集,呈微细的网络状组织。

(2)甲诊要点:注意观察皱襞的形态、色泽,孙络的动态等,注意观察甲皱襞与甲体结合状况是否规整,有无缺损及甲皱循环是否良好等。

5. 甲层次 即指甲的各个层次。

(1)形态结构的关系:甲板、甲根、色质、泽度、形态、浅层、深层、甲床、甲基质的改变与脏腑、气血病症的定位、经络、根结的聚散有关。

(2)甲诊要点:甲板(对应胃、脾)、甲根(对应肾),常反映腹部脏腑的疾病;甲远端常反映心、肺、胸部的疾病;甲板表层与体表的皮部相关联;甲床、甲基质的斑点、瘀点与脏腑的病变相关联;

甲板间质层瘀滞与皮里膜外及体腔等病变有关。

四、甲诊的注意事项

1. 甲诊时,被检查者取坐或立位姿势均可,但无论是取坐或立位都应以端正、舒适和方便为原则。被检查的手指要尽量放松、自然,因为僵直或屈曲的手指不仅诊察起来不便,而且直接影响指端的微循环状况,容易造成假阳性等,以致影响甲诊的准确性。根据检查者的视力情况调整距离,根据检查时的便利调整位置(坐位),根据取光情况调整检查的方向,以取得最佳的甲诊效果。

2. 甲诊时,应注意整体与局部的关系,各种信息符号的生理、病理意义,致假阳性、假阴性的各种原因,各种影响因素的存在;甲诊的敏感性、特异性在诊断中的价值。同时还应注意动态改变,充分认识细微的各种改变,前后作对照比较,重视"疾病痕迹"或先发征兆,认真捕捉指甲与脏腑组织、经络、气血等相关信息符号的位置、形态、色泽改变,准确洞察疾病的演变与转归过程。

3. 甲诊时,对于检查者来说,除了视力、色觉正常之外,更重要的是必须仔细、认真、实事求是的态度,决不能马马虎虎行事。对于指甲的划分要做到尽量准确,熟练掌握甲诊的基本手法,熟记各种甲诊信息符号的位置、形态和色质的临床意义,一丝不苟地捕捉、辨别、判定每一个信息符号,切忌主观片面。在诊察过程当中若遇到看不清、"摸不透""吃不准"的信息符号时,更应做到反复观察、对比,作动态分析;同时注意与其主诉、症状、体征和其他诊法及现代理化等辅助检查结果等合参加以研究、分析,以做出准确的诊断。

4. 甲诊时,宜逐一检查各指甲板(体)、甲床、半月痕(瓣)、甲襞(侧)、孙络等部位,仔细分辨其形状、质地、颜色、泽度、动态等。一般应同时诊视两手指甲并相互对比,如有必要,亦可诊察两足趾甲以协助诊断。指甲上若有污垢时宜清洗并予擦干,有染甲或有外伤史的指甲应将其除外。

第2章

指甲所反映的疾病信息

一、指甲形态变化所反映的相关疾病

1. 形状改变

（1）大甲：即大指甲，其甲体比手指末节长 1/2，甲根 1/3 处稍见狭窄，甲前中部 2/3 处较宽。其甲板包围着整个手指头，其甲质地厚硬（图 2-1　大甲：易患呼吸系统疾病）。该种甲型的人，平常不注意保养身体，有病当用作无病过，耐病力较强。易患呼吸系统疾病，如肺炎、支气管炎等，尤其是小儿哮喘及肿瘤病或骨髓病的发病率较高。

（2）肥大甲：肥大甲表现为甲板肥厚增大（图 2-2　肥大甲：易患慢阻肺）。该种甲型的人易患肢端肥大症、慢性阻塞性肺气肿、银屑病、慢性腹泻、肝硬化、剥脱性皮炎、毛发红糠疹；亦见出现于杵状指、真菌感染、甲沟炎、职业性外因刺激等致指甲过度肥厚者，也可与先天性遗传因素或指端血管瘤等有关。

（3）阔甲：即宽形甲，其甲板面横径较宽，近段更为明显，甲根部半月痕（瓣）亦见偏长，甲面上出现轻微的纵横状条纹，其甲色、甲下色则基本正常（图 2-3　阔甲：易患甲状腺功能变异性疾病、生殖功能低下症）。该种甲型的人易患甲状腺功能变异性疾病、生殖功能低下症等。

（4）小短甲：其甲体小于末节指 1/2 以上，或短于 1/2（图 2-4　小短甲：易患心血管病、肝病、糖尿病、神经衰弱）。该种甲型的人易患心血管疾病、肝病、糖尿病、神经衰弱等。若小指甲略带红色者,则易患心脑血管疾病。若甲色、甲下色基本正常,半月痕(瓣)亦很小,隐藏于甲皱襞之中者,提示健康状况良好,爆发力亦好但情绪欠稳定,易烦、易怒。

(5)扁形甲:甲体略为弯曲,弧度和缓,呈扁状(图2-5 扁形甲:提示胃肠功能失调)。该种甲型的人易患慢性胃炎、消化不良、胃肠功能失调等病症,提示潜在胃肠功能虚弱。

(6)长形甲:甲体为长方形,甲面出现轻微的纵纹,甲下色明润稍淡,甲与皮肤交界处的甲皱时有倒刺出现(图2-6 长形甲:提示精神、神经系统不稳定)。该种甲型的人精神、神经系统不很稳定,易患上呼吸道感染、胃肠炎、血液或内分泌方面的疾病。

(7)圆形甲:甲体大致成圆形,其甲面紧扣左右甲缘肉际,与甲上端肉际缘共同构成类圆形甲,甲襞一般不很整齐,甲色和甲下色基本正常(图2-7 圆形甲:易患眩晕症、偏头痛、代谢类疾病)。该种甲型的人,提示体质健壮、爆发力强,但情绪不很稳定,易患眩晕症、偏头痛、代谢类疾病,且这类人易得重病,如有消化性溃疡易发生大出血,好发胰腺炎、癌症等。亦常在胃肠道炎症性疾病、维生素缺乏症、乙醇中毒、心功能不全的患者见及。

(8)枣形甲:其指甲两头细小,中间宽大,呈大枣状或橄榄果形(图2-8 枣形甲:易患心脑血管疾病)。该种甲型的人,提示易患心脑血管方面或脊髓方面的疾病。

(9)倒三角甲:其指甲远端粗大,甲根反而变小(成倒三角形)(图2-9 倒三角甲:易患脑脊髓病变)。该种甲型的人,提示易患脑脊髓病变(如脑出血、脑梗死等)及脊髓灰质炎(小儿麻痹症)。若其颜色呈淡白色或暗黄色,提示病变正在进行之中。且多头痛病史,易反复发作。

(10)甲根方甲:其甲根处的指甲呈方形改变(图2-10 甲根方甲:可患遗传性疾病或肿瘤)。该种甲型的人,提示体质强壮,尤以先天素质较好,但有少数遗传性疾病或肿瘤时,亦常见及该甲型。

（11）百合形甲：其甲纵轴明显突出，四周内曲，状如百合片（图2-11　百合形甲：易患血液系统疾病）。该种甲型多见女性，提示幼小时营养丰富，发育早而快，但体弱多病，消化功能不好，易患血液系统疾病。

（12）碗形甲：其甲扁平，呈碗状（图2-12　碗形甲：易患呼吸、消化系统疾病）。见此甲征者，提示智力两极分化，或优或劣，易患呼吸系统、消化系统方面的疾病。

（13）扇形甲：其甲呈扇形。出现该种甲征者，提示体质较强壮，耐受能力较强，智商较高，但易患消化性溃疡及肝、胆病。

（14）葱管甲：即筒形甲，其甲体纵轴卷曲如筒状（图2-13　葱管甲：提示体质虚弱等）。该种甲型的人，多因久病之后体质虚弱所致。以指按压甲板时，甲床出现苍白色改变者，提示为血虚，指甲放松按压仍显苍白色者，兼提示气虚。一贯过于安逸不劳者，亦常见及该甲征。

2. 干厚变

（1）干枯甲：指甲干枯而无光泽。该甲型多主肝热，肝血亏虚，心阴不足，血运不畅。临床上常见于肺咯血，消化性溃疡出血者。但随其病情的缓解，体质逐渐恢复，指甲干枯的改变亦逐渐得以恢复正常。

（2）柴糠甲：其甲质松脆而枯槁，呈黄色朽木状，见粉状蛀蚀或缺损，表面高低不平（图2-14　柴糠甲：提示循环功能不良等）。该种甲型的人，提示循环功能不良，肢端不得荣养，易受风寒、湿邪侵袭，易患肌肉萎缩症、脉管炎、甲癣等。

（3）枯厚甲：又称粗厚甲。其指甲较常人明显增厚，甚至数倍于正常之人。其色发黄或灰，主要特征为甲板增厚，甲面失其光泽、浑浊、畸形、质脆、枯槁。临床多见于先天性厚甲病、掌跖角化病、甲周角化病、甲癣等。

3. 脆裂甲　脆裂甲包含有脆甲与裂甲的内容（图2-15　脆裂甲：提示内分泌功能障碍等）。其甲板不坚硬，失其韧性，易于断裂。

（1）脆甲：可见甲板菲薄，出现纵裂，层状分离，或见甲板自游离缘起，向甲根部发展形成裂隙。该甲征常见于甲状腺功能亢进症、垂体功能障碍、营养不良症等。

（2）裂甲：甲裂，又称为"甲层分离"。其甲板可自末端游离缘起向甲根部分裂，使甲板裂成数层，前缘常有小片甲板脱落。该甲征多提示内分泌功能障碍、神经系统疾病。

4. 剥脱甲　又称"分离甲""剥离甲"等，表现为甲板自游离缘逐渐上翘，恰似剥笋状，故又称为"竹笋甲"。指甲的游离缘开始发白变空，向甲根蔓延呈灰白色改变。甲板则坚固、光滑，常呈白色状，少数也有呈黑色、青色或绿色改变的。无光泽，薄而软，逐渐与甲床分离，活动时疼痛，其剥脱部分一般不会超过整个甲板的一半左右（图 2-16　剥脱甲：提示失血过多等）。该甲征多由失血过多，营血亏损；或素体肝血不足，肝经血燥，血虚失养，气血不济，阴阳失调，气机不畅，以致爪甲失于荣润等所致，或见于外伤、药物性皮炎，或接触了化学物品，或长期浸泡于水及肥皂液内，亦可见于甲板炎、甲癣、梅毒、银屑病、妊娠、甲状腺功能减退症、甲状腺功能亢进症等。

5. 曲变甲

（1）钩状甲：表现为甲板逐渐增厚，呈山尖样凸出，表面粗糙不平，污秽物呈黑色、灰黑色或黑绿色等。提示慢性炎症、银屑病、湿疹、关节炎、内分泌疾病等。

（2）匙状甲：又称"凹甲""反甲"等，表现为甲板变薄、变软，周边上翘，中间呈凹陷状改变，甲体反卷，其状如勺似匙（图 2-17　匙状甲：提示风湿病、甲状腺疾病等）。提示风湿病、甲状腺疾病等。

（3）扭曲甲：指甲扭曲变形，失其光泽的，称为扭曲甲。变形的指甲沿纵轴弯曲，弯曲甲沿横轴伸入侧沟，形似内生甲，常见于脊髓病变、银屑病、周围性血管疾病等。

(4)圆弯甲:是指甲体呈椭圆形改变,背弓向上,甲缘内卷(图2-18 圆弯甲:多见于钙磷代谢障碍)。该甲征多见于钙磷代谢障碍的患者。

(5)翘甲:指甲的前缘上翘,前高而后低,前宽而后狭(图2-19 翘甲:易患慢性疾病)。出现该甲征,提示易患慢性疾病,尤其是以反复罹患上呼吸道感染者多见,大多存在着免疫功能低下。

(6)牛角甲:甲板弯曲卷起,呈牛角状,表面粗糙不平,失其光泽,出现纵横轮纹,称为"牛角甲"。临床常见于鱼鳞病、银屑病、红皮病、湿疹、毛发红糠疹、关节炎等。

(7)杵状甲:其杵状指(趾)末节与甲板同时呈鼓槌状增大改变。甲板游离缘明显向掌面弯曲,侧缘也同样呈弯曲改变,其甲板在纵或横的方向皆呈曲线状改变(图2-20 杵状甲:易患消化、心脑血管系统疾病)。该甲征5%~10%见于消化系统疾病(肝硬化、慢性肠炎),10%~15%见于心血管疾病(慢性肺源性心脏病)及甲状腺切除术后、鼻咽部肿瘤、慢性骨髓炎、脊髓空洞症等。

6. 凸变甲

(1)凸条状变:提示有慢性炎症、慢性病变存在(图2-21 凸条状变:提示慢性炎症、慢性病变)。

(2)链条状变或串珠状凸变:甲面出现纵向的凹凸不平的链条状变或串珠状变(图2-22 链条状变或串珠状凸变:提示炎症反复发作,营养不良或微量元素缺乏),提示反复发作的炎症、营养不良或微量元素缺乏等。

(3)逗点状凸变:多对应体内发生急性小病灶。

(4)纵纹甲:又称"纵沟甲"(图2-23 纵纹甲:提示肝血虚、肾阴虚),属指甲营养不良症,常见于肝血虚证、肾阴虚证、消化吸收不良或先天性指甲发育不全。

(5)横纹甲:又称"横沟甲"(图2-24 横纹甲:提示气虚血亏、肝血不足),指甲的表面呈横形凹陷,甲板透明度降低。临床常见于气虚血亏证、肝血不足证、邪热肺燥、肝病、外伤、甲沟炎及心肌梗死的先兆。

7. 凹变甲

(1)凹变甲:其甲面中央处凹下低于四周,甲面上可见凹点与纵、横纹,甲下色不均匀(图2-25 凹变甲:提示肝肾功能欠佳)。提示肝肾功能欠佳,易于疲劳,精力不充沛,也易得不孕、不育症。

(2)横沟甲:其甲根或甲体中间出现一条或数条横行凹陷的沟纹,其状如横沟或波浪状,表面无光泽,随着指甲的生长,其改变逐渐前移至甲缘处,又称为"甲横沟"(图2-26 横沟甲:提示热邪伤阴,邪热肺燥,肺气郁结,气虚血瘀)。临床上常见于热性病(如肺炎、麻疹、猩红热等)后,出现热邪伤阴,邪热肺燥,肺气郁结,气虚血瘀等病证。

(3)纵沟甲:其甲板中央处出现明显的纵形沟纹,甲板远端可伴见裂隙或分层改变,但全身症状不很明显(图2-27 纵沟甲:提示易患呼吸系统疾病)。提示甲营养不良症或呼吸系统疾病。临床应结合舌、脉合诊,治宜滋肝养血,活血通络,可选用复元活血汤、加味逍遥散等方剂化裁。

8. 不规则甲变

(1)啮缺甲变:自咬甲缘,使其残缺不整,呈锯齿状,甲板出现轻重不同的损伤,甚至甲下出血等。常见于小儿疳积症、肠道寄生虫病及内向型性格者。

(2)胬肉甲:甲襞处增殖,贯入甲床,胬肉盘根,甲板缺损,为血不循经而行,以致赘生胬肉。

(3)浑浊甲:即指甲浑浊,是其指甲失去正常的透明度,呈浑浊污秽状改变(图2-28 浑浊甲:提示营养不良等),提示机体营养不良或者贫血,血管发生了痉挛,或血细胞增多症、维生素缺乏症、气血双亏证、外伤等所引起。

(4)萎缩甲:其甲板变小、变薄,甲体萎缩,临床可见于先天性甲发育不良症、麻风病、硬皮病、扁平苔藓、雷诺病等。

9. 半月痕(瓣)变化

（1）半月痕（瓣）过大（一般不超过甲长的1/3）：提示气血不足，临床见肾虚证、原发性不孕、不育症等。半月痕（瓣）过小（稍见露出边痕）或无半月痕（瓣），提示气阴不足；半月痕（瓣）边缘不整齐，提示气血不调［图2-29　半月痕（瓣）过大：提示气血不足］。

（2）偏月甲：是指半月痕（瓣）偏斜不正或不成半月形，若甲下色粉红或粉红中见出现苍白区（图2-30　偏月甲：提示机体消耗过大或营养失衡，抵抗力下降），提示机体消耗过大或营养失去平衡，抵抗力下降，示（食）指半月痕（瓣）偏斜，提示罹患偏头痛等。

二、指甲颜色变化所反映的疾病

1. 白甲　是指甲色变白，表现为甲板部分或全部变成白色，压之而不退色（图2-31　白甲：提示寒证）。临床常见于寒证，亦见于肺结核形成钙化灶、肝硬化、贫血、慢性肾炎等。

2. 半月痕（瓣）的白色变化　其甲根半月痕（瓣）出现明显增大者，提示罹患慢性病症，如血小板减少症、慢性肾盂肾炎、生殖功能低下症，常见睡眠障碍，易见疲劳，多虑而善思，精神压力大等。若见拇指甲根部出现半月痕（瓣）增大改变，或十指的半月痕（瓣）均出现增大改变的，提示患了慢性消耗性病症或失代偿类的慢性病症；若见示（食）指甲出现半月痕（瓣）增大改变的，提示罹患原发性失眠症、疲劳综合征、中枢神经功能有改变；若见中指甲出现半月痕（瓣）增大改变的，提示患了胃肠功能失调症，并与中枢神经功能障碍有关；若见环（无名）指甲出现半月痕（瓣）增大改变的，提示肺部患了慢性疾病；若见小指甲出现半月痕（瓣）增大改变的，提示泌尿、生殖系统或腰椎有病变。

3. 半白半黑甲　又称"林塞甲"或"两瓣甲"，是一种具有特异性的甲征表现，有时也可见红白或紫白各半甲，或称为"氮质血甲病综合征"，临床上常见于慢性肾衰竭患者，因其含氮代谢产物（如尿毒、氨基酸、尿酸、肌酸、肌酐、胆红素、氨等）排出障碍，造成体内蓄积，血液中的非蛋白氮含量明显增高。其甲征表现为近端部分呈白色改变,远端则呈棕红色或淡黑色改变,所有的指(趾)甲均可发生,常伴发全身性肾衰竭的症状与体征,如面色苍白或晦黯,常有水肿,全身消瘦呈营养不良状态,皮肤干燥,色素沉着如尿素霜而致皮肤瘙痒。

4. 黑甲 是指甲板上出现带状黑色或全甲均变成黑色、灰色或黑褐色改变,按压后不消退。若在甲面上出现一条或数条细而黑的纵行线,甲下色不均匀,甲襞不整齐,半月痕(瓣)泛红偏斜的(图2-32 黑甲:提示内分泌功能失调),提示患了内分泌功能失调症,妇女月经不调,经期长短不稳,行经时腹痛难忍及脑力、体力消耗过大等。

5. 绿甲 甲板全部或部分变成绿色,按压时不褪色。该甲征有时见于乳腺癌和陈旧性心肌梗死的患者,多为铜绿假单胞菌感染或白色念珠菌感染的患者。

6. 黄甲 多为罹患肝胆疾病后,指甲被胆汁黄染所致(图2-33 黄甲:提示肝胆病),如肝炎、胆囊炎、胆石症、肝癌、食管癌、肺癌等,尤以阻塞性黄疸或溶血性黄疸的患者,其指甲的黄染程度最为显著。临床上常见于老年人群,因气血亏虚,不能濡养脏腑、器官,从而出现退行性病变,亦常见于银屑病患者。温热证患者,甲板可呈污黄色改变;甲癣、念珠菌性甲沟炎等病,可使甲板的周围呈棕黄色改变;丹毒、梅毒、丝虫病、红皮病等可出现黄甲,临床上可根据病史和周身皮损变化而采用相应的治疗措施。甲板黄色,边缘则为黑色,并伴见气短、乏力、腹胀、便溏、饮食无味、面、目及肢体皆见水肿,舌质淡、苔薄,脉细等症状的,就称为"黄甲综合征",多因脾气受损,饮食失节或偏嗜五味,以致中焦受损,治宜健脾益气、补益脾胃,方选香砂六君子汤、补中益气汤等化裁施治。据林紫宸报道,凡罹患肝癌、胃癌、子宫癌的患者,其指甲表面多呈晦黄色改变。罹患甲状腺功能减退症或肾病综合征的患者,消化系统疾病(特别是肿瘤)、慢性呼吸道疾病、淋巴系统疾病的指甲也可为黄色甲。

7. **红甲**　多见妇女及少年儿童。临床上常见于甲状腺功能亢进症、"多血症"发热、体温增高、血流加速的患者。

8. **红斑甲**　甲面上见出现红点、红斑，甲下色呈紫黯色或红白相间改变，半月痕不规整，甲襞不整齐的（图2-34　红斑甲：提示易患血液、循环系统疾病），提示易患血液及循环系统疾病，如血小板减少症、慢性出血性病症、心内膜炎等。

9. **反应性红甲变**　因不良刺激物侵犯甲床，如油漆中的树脂和甲醛等染色，或过敏性反应也可使指甲呈红色改变。

10. **孕甲征**　妇女妊娠时，指甲呈孕甲征表现，即妇女停经后，按压其拇指甲，呈红色活润改变的，提示妊娠，若见黯滞无华的，提示为月经病。

11. **毛细血管舞蹈征**　是指甲板根部出现毛细血管舞蹈改变。该甲征常见于脉压增高的患者，如甲状腺功能亢进症、主动脉瓣闭锁不全及严重贫血等。

12. **青紫甲**　指甲青紫色改变，失去光泽（图2-35　青紫甲：提示血瘀）。青色近似于蓝色，实证出现蓝色甲，多属血瘀，或心血瘀阻，或肝经（脏）受其刑克；虚证见蓝色或青紫色，多属恶候；病久而出现指甲青紫色，手足亦见青紫色改变，属肝绝，预后不良；甲青紫色改变，多属邪热重症，气血郁滞不通。

青紫甲临床上多见于：①先天性心脏病、慢性肺源性心脏病（肺心病）、心功能不全（心力衰竭）、一氧化碳中毒（煤气中毒）、伯氨喹过敏等。②结核性胸膜炎。③肾虚胃寒证患者。④心血管病，见口唇发绀、气滞血瘀、血液循环障碍、组织缺氧等症状。⑤肠源性青紫症、亚硝酸盐类中毒或蚕豆病等。⑥肢端青紫症等。

青紫甲若伴见肢端发冷，肤色紫红寒重时，其青紫尤甚，手足冷汗，舌质青紫，脉沉细弱的，常见于雷诺病、系统性红斑狼疮、冻疮样多形红斑、肢端发绀症、硬皮病、网状青斑症及惊风等多种病症。

中医学认为,指甲呈青紫色改变,提示湿热较重,气血郁滞不畅。若虚证见出现青紫甲或蓝甲的,属恶候,临床应予注意。

以手指按压甲体,甲床呈紫红色或紫绛色改变的,称为"红紫甲",提示风热毒盛,邪犯心经,或罹患历节风等。

甲根部呈乳白色改变,其半月痕(瓣)区却突然或慢慢变成青紫色的,称为"青紫月痕甲",该甲征的出现,提示罹患心血管疾病或局部血液循环障碍或罹患泌尿、生殖系统疾病。

13. 蓝甲与蓝色月状甲　指甲呈青蓝色改变的(图 2-36　蓝甲:提示急性疾病)。提示罹患急性疾病,如霍乱重症,呕吐而津竭,或小儿抽搐发痫等。指甲呈蓝色改变,是白喉、大叶性肺炎、急性肠道传染病,以及气管异物梗阻而导致严重缺氧和微循环障碍的反映。

蓝甲多属血瘀,心脉血管损伤或肝经受邪所致。服用氯喹、阿的平等药物,或甲下血肿等均可使指甲变成蓝色;黑色素性指头炎,或误食发芽的马铃薯(土豆)、烂白菜等造成亚硝酸盐中毒,也可指甲变成蓝色。另外,接触蓝色的染料,亦可致指甲变成蓝色。

甲根部乳白色的半月痕(瓣)变成一圈蓝色的半月状弧影的,称为"蓝色月状甲",提示机体循环不良,可能与罹患下述疾病有关:循环系统不良、心脏病、银屑病、雷诺病等,大多与缺氧、瘀血等有关,若因心血瘀阻的,则多属恶候。

14. 褐色甲　指甲呈灰褐色或棕褐色改变的,称为"褐色甲"。其出现与甲本身浸泡于高锰酸钾溶液中有关,或因指甲罹患炎症性病变后蓝黑蛋白的沉着有关。另外,罹患黑棘皮病、恶性黑色素瘤、阿狄森病等,以及内服酚酞、抗疟制剂、金制剂等药物反应等,均可导致指甲变成褐色。

15. 灰色甲　指甲呈灰色素沉着的,称为"灰色甲"(图 2-37 灰色甲:提示营养不良)。临床上多见于营养不良症的患者,如黏液性水肿、类风湿关节炎或脑卒中后遗症等,亦见于慢性消耗性疾病,如肿瘤或肿瘤化疗过程当中。灰色甲亦常伴见指甲变厚或萎缩。真菌感染,也可引起灰色甲的发生。

16. 月牙缘齿轮线 指甲半月痕(瓣)缘处出现红白色齿轮状交错的线条的,称为"月牙痕齿轮线"。提示女性罹患炎症性疾病、男性罹患前列腺炎症、慢性结肠炎等。

17. 甲下瘀血 是指指甲下出现瘀点或瘀斑,其色紫红或紫黑色,按压时不消退。瘀血出现于足趾甲的,可因外伤或鞋靴紧小,急行跋涉等所致;瘀血出现于指甲的,除外伤原因外,可由于肝火郁积、血热妄行或溃疡、肠道炎症、出血或脾不统血以致血溢于脉管之外、胸闷胁胀、烦扰不宁、身热夜甚,或腹胀便溏、饮食无味等所致。

18. 裂片状出血 指甲上出现红色的纵向线条,提示甲下毛细血管出血。若出现多条红线,提示患了慢性高血压症、银屑病,或可能隐藏着威胁生命的疾病,如亚急性细菌性心内膜炎等。

19. 点状出血 罹患亚急性细菌性心内膜炎、旋毛虫病、流行性出血热、菌毒血症、休克过程中出血的弥漫性播散性血管内凝血(DIC)等时,其甲床可见出现血管栓塞性瘀点,尤以踇趾甲多见。瘀血呈点、斑、片、条状,黯红色,有压痛等特征性表现。

三、甲缘皮肤改变所反映的疾病

甲缘,又称"甲周"或"甲周缘"等。甲缘皮肤组织(甲根部及甲侧缘部皮肤)的异常改变,能快速、准确地反映机体最近几日或半个月以内的生理、病理变化情况,如月经来潮、感冒、发热、肠胃炎等。该部位也是望甲诊病内容中最为敏感的部位之一,甚至连处于潜伏期的疾病或亚健康情况亦能使之得以表现出来,是甲微循环中的宏观病兆之一。

甲缘皮肤又称为"甲周皮肤"。甲根处出现紧贴甲面薄而透明的细带状组织,称为"皮带",皮带内与皮带相连接较为肥厚的皮肤组织,称为"皮囊"。正常、健康人的甲周软组织处的甲缘皮肤平整而光滑,与甲皮黏合紧密,在一般情况下,指头和皮囊处的皮肤与前臂的皮肤,其结构、色泽非常相似,但易出现肿胀变色、角化过度、皮带撕裂、倒刺等改变。

1. **甲皮分离变**　甲根与皮带(囊)的粘连处出现分离改变,甲与甲皮之间出现空隙的,称为"甲皮分离变"(图 2-38　甲皮分离变:提示机体功能紊乱或内脏下垂)。若分离程度小,提示机体出现功能紊乱性病变,如神经衰弱等疾病,出现头昏、头晕、头痛、心慌等症状。若分离明显的,提示罹患内脏下垂性疾病及慢性肾盂肾炎等。

2. **甲周红变**　甲周皮肤出现充血红肿的,称为"甲周红变"(图 2-39　甲周红变:提示急性炎症或月经不调等)。红变大多位于皮囊处。该甲征的出现,提示相应脏器有急性炎症性表现或月经不调等。

3. **皮缘倒刺变**　指甲两旁与皮囊处出现表皮剥离,大小形态不一,其尖(前)端呈游离状态,称为"皮缘倒刺变"(图 2-40　皮缘倒刺变:提示机体营养调节障碍)。该甲征的出现,提示机体营养调节发生障碍性病变,内脏出现溃疡。并同时出现心烦、易怒、原发性失眠等症状,相当于中医的"心火证"。倒刺出现在不同的指甲,反映相应的病变部位和临床症状基本相应的区域位置。

4. **甲侧边刺变**　指甲两侧的边缘部位分裂出 1~2 根大小一致,如丝状的肉刺,称为"甲侧边刺变"(图 2-41　甲侧边刺变:提示早期病变)。该甲征的出现,提示机体适应不了外界的不良刺激,或为病变早期的信息符号。

5. **皮缘粗糙变**　出现甲缘粗糙,甲缘皮肤增厚、角化过度、皲裂、角质分离等改变(图 2-42　皮缘粗糙变:提示慢性消耗性疾病)。该甲征的出现,提示机体存在着慢性消耗性疾病,且病程已久,影响了末梢的血液循环,如罹患慢性胃炎、胃黏膜脱垂症、糖尿病等。

6. **皮缘撕裂变**　甲缘皮肤或皮带出现整层皮肤组织自然开

裂,似如用刀切割样(图 2-43 皮缘撕裂变:提示慢性疾病)。该甲征的出现,提示机体存在着慢性疾病,由于饮食失调,药物治疗不当致使病情加重,如过服苦寒药后出现伤阴的表现。

7. 皮囊光变 皮囊处皮肤无皮纹、毛孔,皮肤显得特别的光亮。该甲征的出现,提示机体内脏的黏膜生长发育不良,容易遭受损害,易罹患心脏病,肾脏病,十二指肠溃疡、出血,上呼吸道感染等。

8. 皮囊色变 皮囊处皮肤色素沉着,常见淡咖啡色、深咖啡色、棕黑色等改变(图 2-44 皮囊色变:提示炎症性疾病)。该甲征的出现,提示机体存在着炎症性疾病,如肝炎的恢复期。小儿出现咖啡色改变,提示生长发育受到影响,易罹患心脏病、肾病、风湿性关节炎、结缔组织疾病等。

9. 皮囊肿胀变、倒刺变 皮囊处出现肿胀改变(图 2-45 皮囊肿胀变:提示消耗性病变),或同时在肿胀处长出倒刺(图 2-46 皮囊倒刺变:提示消耗性病变伴炎症合并溃疡)。皮囊角化刺为皮囊倒刺,该甲征的出现,多与机体消耗性病变有关,多伴炎性红肿,或提示炎症合并溃疡,如口腔溃疡,肾炎合并血尿、蛋白尿等器质性损害。皮囊肿胀为皮囊部位的组织发生肿胀改变,肿胀而肤色正常者,提示病变刚刚开始。皮囊肿胀处的色变和甲皮分离的轻重程度与病情的轻重程度成正比的关系,皮囊肿胀处的色淡、甲皮分离轻微的,提示病情轻;皮囊肿胀处的色浓、甲皮分离严重的,提示病情亦重。

10. 皮带紧缩变 正常人的皮带宽松恰当,若某一部分出现紧缩变小改变(图 2-47 皮带紧缩变:提示慢性消耗性疾病),并有口渴、乏力等症状出现,其需水量常超过常人量的,提示皮肤代谢功能障碍,可能存在有全身慢性消耗性疾病,如肿瘤病、肠炎、糖尿病、甲状腺功能亢进症等。

11. 皮囊皱缩变 皮囊处的皮肤肿胀变相反,出现皱缩改变的,称为"皮囊皱缩变"(图 2-48 皮囊皱缩变:提示营养不良、慢性消耗性疾病）。该甲征的出现,提示患了脱水症、营养不良症和慢性消耗性疾病等。

12. 皮囊汗疹变　皮囊处皮肤呈褐黑色改变,皮囊肿胀,其上可见小水珠样,似如汗珠,称为"皮囊汗疹"。该甲征的出现,提示心、肝脏有轻度炎症或功能性疾病,也有可能肝炎、心肌炎处于临床前期或恢复期。

13. 甲周皲裂变　又称"指缘皲裂变",是指甲缘部（指甲远端两侧）皲裂变、甲周（甲体两侧或指甲近端）皲裂变。可见皮肤易于干燥开裂,有时会引起出血或疼痛,有时甚至影响功能活动。该甲征的出现,多与天气寒冷、汗腺分泌减少、指端末梢循环不良,或指端因遭受碱性物质（如洗衣粉等）或有机性溶煤等物质的不良刺激有关,并与角化型皮肤病（鱼鳞病、手足痣、皲裂性湿疹等）有关。

14. 甲沟糜裂变　在左右两侧的甲沟处,出现韭菜叶状糜样开裂,按压、碰触时有疼痛感。该甲征的出现,提示患了蛔虫病。无论大人、小儿,其对应意义相同。

下篇　辨甲诊病

第3章

内科疾病(包括传染性疾病)

一、气管-支气管炎

气管-支气管炎是指该部位的炎症病变,包括急性气管-支气管炎和慢性气管-支气管炎两种。急性气管-支气管炎是气管-支气管黏膜的急性炎症病变。它是由病毒、细菌、真菌、支原体、衣原体等致病微生物感染,物理、化学性刺激或过敏反应等对气管、支气管壁黏膜损害所造成的。

急性气管-支气管炎任何年龄均可发病,冬春两季多见,是一种常见多发性疾病。主要临床表现是咳嗽和咳痰,部分患者可伴气喘,病愈后支气管黏膜结构可完全恢复正常。

慢性支气管炎是指气管、支气管黏膜及其周围组织的慢性非特异性炎症。临床上以咳嗽、咳痰,或伴有喘息及反复发作的慢性过程为特征。慢性支气管炎在我国是一种常见病,患病人数众多,近年对我国北部及中部地区调查 102 230 名成年人,慢性支气管炎患病率为 4%,北方较南方高,40 岁以上患病率更高,老年人可达15%～30%,特别是在占全国人口 80%的农村地区发病率更高。

急、慢性支气管炎属于中医学的"咳嗽""喘证"等病证范畴。

【病因病机】 中医学认为,咳嗽的病因不外外感与内伤两端。外感为六淫外邪侵袭肺系,内伤为饮食、情志、劳倦因素所致。其中以外感咳嗽为多见。

1. 病因

(1)外感六淫之邪:《河间六书·咳嗽论》曰:"寒、暑、燥、湿、风、火六气,皆令人咳。"肺脏外合皮毛,开窍于鼻,上连咽喉,六淫外邪(风、寒、暑、湿、燥、火)由口鼻或皮毛而入,肺为娇脏,不耐邪侵,一旦卫外功能失调或减弱,易致外邪寻机犯肺,致肺气壅遏不宣,清肃失司,肺气上逆而引发咳嗽、咳痰。因四时六气不同,人体感邪亦有不同,风为六淫之首,邪气多随风邪侵袭人体,故外感咳嗽常以风为先导夹有寒、热、燥、湿等邪,如春冬多风寒,夏多暑湿、风热,秋多风燥。临床上以风寒多见。正如《医学心悟》所谓:"肺体属金,譬如钟然,钟非叩不鸣。风寒暑湿燥火,六淫之邪,自外击之则鸣。"可谓咳嗽病因、病机之大略。

(2)饮食不节:多由饮食不当,伤及脾胃,水津失常,聚而为痰,"脾为生痰之源,肺为贮痰之器"。痰贮于肺,遇邪引动,随肺气上逆,发为咳嗽,咳痰。

(3)七情内伤:肺志为悲,情志失调,尤为过悲,则耗伤肺气,此乃"悲哀太甚则伤肺"。肺气更伤,易致外邪侵袭而发病。劳则耗气伤阴,肺主气,司呼吸,内朝百脉,外合皮毛,主宣发肃降,通调水道,劳倦过度,宣肃失调,百脉失理,气机不畅,阴精不足,皮毛不固,遇邪外犯,内外合邪,肺气上逆,发为咳嗽,咳痰。

(4)体虚劳倦:素体本虚,或劳作太过,或久咳不愈,以致肺肾两虚。肺气亏虚,气不化津,痰浊内生;阴虚火盛,热蒸液聚为痰;肾虚于下,摄纳无权,肺气上逆,发为咳嗽咳痰。

2. 病机　六淫之邪侵袭,饮食不节、情志失调、劳倦过度等致脏腑功能失调,病及于肺,致肺之宣降失常,肺卫失固,外邪易犯,内外合邪而发病。本病病位首先在肺,继则影响脾肾,后期病及于心。病理性质有虚实两方面,有邪者为实,因邪壅于肺,宣降失司,无邪者属虚,因肺不主气,肾失摄纳。

【甲诊要点】

1. 急性气管炎及急性支气管炎

(1)环(无名)指(代表胸肺区)前端见红变[图3-1　急性支气管炎:环(无名)指(代表胸肺区)前端红变],炎症越严重,红变程度就越深,面积就越大。

(2)病变由卡他期转为化脓期,红变也由淡红色转为紫红色。

(3)待正式转变成化脓期,临床见咳嗽症状加重,并咳出黏稠样黄脓痰。则在环(无名)指前端见紫红变[图3-2 急性支气管炎,咳黏稠黄脓痰:环(无名)指(代表胸肺区)前端紫红变],小指亦见红带变。

2. 慢性支气管炎

(1)甲面纵沟变,尤以拇、示(食)指最明显、突出(图3-3 慢性支气管炎:拇指甲面纵沟变)。

(2)病程较长者,小指甲较长,并呈弯曲变(图3-4 慢性支气管炎,病程较长:小指甲较长,呈弯曲变),环(无名)指甲甲襞增厚变[图3-5 慢性支气管炎,病程较长:环(无名)指甲甲襞增厚变]。

3. 哮喘性慢性支气管炎

(1)环(无名)指甲前端见增宽[图3-6 哮喘性慢性支气管炎:环(无名)指甲前端增宽变]。

(2)或环(无名)指甲见粗细不等的凸条变[图3-7 哮喘性慢性支气管炎:环(无名)指甲粗细不等的凸条变]。

(3)环(无名)指甲色红变[图3-8 哮喘性慢性支气管炎:环(无名)指甲色红变]。

(4)甲根见光泽变(图3-9 哮喘性慢性支气管炎:甲根光泽变)。

(5)环(无名)指甲缘见缺变[图3-10 哮喘性慢性支气管炎:环(无名)指甲缘缺变]或翘变[图3-11 哮喘性慢性支气管炎:环(无名)指甲缘翘变],前缘不整齐划一[图3-12 哮喘性慢性支气管炎:环(无名)指甲前缘不整齐划一]。

(6)小指甲外侧缘见斜状缺变(图3-13 哮喘性慢性支气管炎:小指甲外缘斜缺变),前端见紫变(图3-14 哮喘性慢性支气管炎:小指甲前端紫变)。

二、支气管哮喘

支气管哮喘,简称"哮喘"。是由多种细胞包括气道的炎性细胞和结构细胞(如嗜酸性粒细胞、肥大细胞、T淋巴细胞、中性粒细胞、平滑肌细胞、气道上皮细胞等)和细胞组分参与的气道慢性炎症性疾病。这种慢性炎症导致气道高反应性,通常出现广泛多变的可逆性气流受限,并引起反复发作性的喘息、气急、胸闷或咳嗽等症状,常在夜间和(或)清晨发作、加剧,多数患者可自行缓解或经治疗后缓解。

每年春秋两季发病率较高,可发生于任何年龄,但以12岁以前开始发病者居多。

支气管哮喘的得病、发病过程迄今尚未完全阐明。但目前已公认它是一种多因子而致的疾病。从免疫学观点来观察,支气管哮喘的本质是支气管抗原产生的一系列过敏反应,主要是由IgE介导的第Ⅰ型变态反应,占50%~80%,多发生于具有"过敏体质"的患者。自主神经系统中交感神经与副交感神经功能的相对平衡,对维持支气管平滑肌正常张力十分重要,自主神经系统功能异常可引起神经源性炎症从而导致呼吸道过敏性增强。随着药理学者提出了药物作用机制的"受体学说"以来,人们认识到β肾上腺素能受体功能低下是支气管哮喘发病的基本原因。分子生物学研究还发现,支气管哮喘的发病与cAMP和cGMT在有关细胞内相互平衡关系失调有关。另有部分患者,是在一些非特异性刺激下发生哮喘,比如冷的空气的刺激或运动或情绪波动时等;另有少数女性患者与月经或产后有关,这又与呼吸道过敏性增强有关。鉴于支气管哮喘患者活检支气管黏膜、肺普遍存在着以嗜酸粒细胞、肥大细胞反应为主的气道慢性炎症,即使是在疾病的缓解期也有轻度炎症改变,故近年来一些学者又提出哮喘是一种炎症性疾患;遗传学研究表明,多数支气管哮喘患者有家族遗传史,支气管哮喘的病因多数是在遗传的基础上受到体内外某些因素而激发。

临床上通常将支气管哮喘分为内源性哮喘、外源性哮喘和混合性哮喘,较为少见的还有药物性哮喘和运动性哮喘等类型。

哮喘是一种严重的全球健康问题,无地域和种族的局限性,也无年龄和性别的明显差异。不同国家哮喘的患病率在1%～18%,呈逐年增加的趋势,全球哮喘患者估计有3亿,每年约有25万人死于哮喘。我国地域辽阔,哮喘的患病率也有很大差异,波动在0.5%～5.92%,全国估计有1000万～2000万哮喘患者。哮喘已成为严重威胁人类健康的一种慢性疾病。

在中医学支气管哮喘属于"哮证""哮病""喘证""哮喘"等病证范畴。在中医文献中,还可见"伏饮""呴嗽""哮吼"等病名。

【病因病机】

1. 病因

(1)外邪侵袭:外感风寒或风热之邪,未能及时表散,邪蕴于肺,壅阻肺气,气不布津,聚液生痰,或因吸入烟尘、花粉、动物毛屑、异体气味等,影响气体的宣降,津液凝聚,痰浊内生而致哮的发生。

(2)饮食不当:过食生冷,寒饮内停,或嗜食肥甘厚味,积痰蒸热,或进食海膻发物,以致脾失健运,痰浊内生,上干于肺,壅塞气道,而致诱发哮喘的发作。

(3)体虚病后:肺气不足,阳虚阴盛,气不化津,痰饮内生,或阴虚阳盛,热蒸液聚,痰热胶固,均可致哮。一般而言,体质不强者多以肾虚为主,而病后所致者多以肺虚为主。

2. 病机 病理因素以痰为主,正如朱丹溪所曰:"哮喘专主于痰。"痰的产生主要由于人体津液不归正化,凝聚而成,如伏藏于肺,则成为发病的潜在"夙根",因各种诱因如气候、饮食、情志、劳累等诱发。如《景岳全书·喘促》所云:"喘有夙根,遇寒即发,或遇劳即发者,亦名哮喘。"发作时的基本病理变化为"伏痰"遇感引触,痰随气升,气因痰阻,相互搏结,壅塞气道,气道狭窄,通畅不利,肺气宣降失常,引动停积之痰,而痰鸣如吼,气息喘促。若长期反复发作,寒痰伤及脾肾之阳,痰热耗灼肺肾之阴,则可从实转虚,在平时表现为肺、脾、肾等脏气虚弱之候。如长期不愈,反复发作,病由肺脏影响及脾、肾、心,可导致肺气胀满,不能敛降的肺胀重证。

【甲诊要点】

1. 示(食)指[图3-15　支气管哮喘:示(食)指远端增宽]或环(无名)指甲远端见增宽[图3-16　支气管哮喘:环(无名)指远端增宽]。

2. 示(食)指或环(无名)指甲面较平滑,且无光泽[图3-17　支气管哮喘:示(食)指或环(无名)指甲面较平滑,且无光泽]。

3. 哮喘急性发作时,示(食)指或环(无名)指甲见紫色变[图3-18　支气管哮喘急性发作时:示(食)指或环(无名)指甲紫色变]。

4. 哮喘轻度发作时,示(食)指或环(无名)指甲中见紫条纹[图3-19　支气管哮喘轻度发作时:示(食)指甲中紫条纹;图3-20　支气管哮喘轻度发作时:环(无名)指甲中紫条纹];示(食)指或环(无名)指甲甲缘见缺变[图3-21　支气管哮喘轻度发作时:示(食)指甲缘缺变]或翘变[图3-22　支气管哮喘轻度发作时:环(无名)指甲缘翘变];皮带见宽大变[图3-23　支气管哮喘轻度发作时:示(食)指或环(无名)指甲皮带宽大变];甲皮见粘连变[图3-24　支气管哮喘轻度发作时:示(食)指或环(无名)指甲甲皮粘连变];皮囊见咖啡色变[图3-25　支气管哮喘轻度发作时:示(食)指或环(无名)指甲皮囊咖啡色变]。

三、肺炎

肺炎,是指各种致病因素引起肺实质炎症的一种呼吸系统疾病。病因以感染最常见,故本文主要讨论感染性肺炎。其临床主要症状为寒战、高热、咳嗽、咳痰、胸痛等。

本病发病率高,社区获得性肺炎年发病率约为 1.2%;医院获得性肺炎年住院患者约为 1%。据估计我国每年约有 250 万人罹患肺炎,死亡约为 12.5 万人,病死率 10/10 万,居各种死因第五位。美国 1995 年统计结果表明,肺炎列死亡顺位第六位,而老年人升至第四位,在感染性疾病中列第一位。特别是婴幼儿、老年人和免疫抑制患者较高。

肺炎在临床上的分类方法:按感染场所不同,可分为社区获得性肺炎和医院内获得性肺炎;按病理解剖学分类可分为大叶性、小叶性和间质性肺炎;按病因学分类可分为细菌、病毒、支原体、真菌、立克次体、衣原体和原虫等感染性肺炎。为有利于治疗,目前诊断多先按感染场所,再按病因学分类。肺炎病原体以细菌常见,成人约为 80%,在儿童虽然病毒性肺炎增加,但细菌性肺炎仍在 70% 左右。

肺炎在中医学属"风温""肺热病""咳嗽""肺炎喘嗽"等病证范畴。

【病因病机】　肺炎的中医病因主要是正虚抗邪能力下降和感受风热病邪。多因素禀正气不足,肺气失于固密,或寒温失调,起居不慎而致肺卫卫外功能减弱时,均可导致外邪乘虚侵入而发病。肺炎属中医学"风温""肺热病"等病证范畴。《温热经纬·陈平伯外感温病篇》曰:"风温为病,春月与冬季居多,或恶风,或不恶风,必身热,咳嗽,烦渴"。《素问·刺热篇》云:"肺热病者,先淅然厥,起毫毛,恶风寒,舌上黄,身热。热争则喘咳,痛走胸膺背,不得太息,头痛不堪,汗出而寒。"肺热病与风温病症状相似,因此常合称风温肺热病。

1. 病因

(1)寒温失调、劳倦或醉后当风,或素体虚弱,或病后体虚,正气不足,肺卫不固者,最易感受风热病邪。

(2)风热病邪从口鼻而入,乘虚侵犯肺经。

2. 病机　按其病变过程,有以下几种病机变化。

（1）邪犯肺卫，卫气被遏，肺失宣降。可见畏寒、寒战、高热、头痛、身痛、咳嗽、咳黏液性痰等。

（2）痰热壅肺，肺气不利。症见身热不恶寒，咳嗽，气促，鼻煽，痰黄，或痰中带血或铁锈痰、胸痛等。

（3）邪气过盛，正不胜邪，邪气入里，内传营血。则面唇青紫或衄血发斑；甚至邪热内陷、逆传心包、蒙闭心窍，出现神昏谵语或昏聩不语。

（4）邪热郁闭不宣，热深厥深，四肢厥冷。邪热太盛，正气不支，或汗出太过，阴液骤耗，正不胜邪则汗出肢冷，脉微欲绝。

（5）气虚阴伤，余邪未清。可见低热，手足心热或口舌干燥，神疲体倦，气短懒言之证候。

总之，本病病位主要在肺，病因为风热病邪，病机以痰热交阻、肺失宣肃为主要变化。在一般情况下，经过卫、气分阶段，病邪即可逐渐解除。若邪气过盛，则内传营血，或正不胜邪，出现阴竭阳脱。若治疗得当，邪退正复，可见热病恢复期气虚阴伤之象。

【甲诊要点】

1. 示（食）指或环（无名）指整个指指甲红色变［图 3-26　全肺炎：示（食）指或环（无名）指指甲全红变］，提示整个肺部出现炎症性病变。

2. 斑块状红变［图 3-27　小灶性肺炎：示（食）指或环（无名）指指甲斑块状红变］，提示肺部出现多处小灶性炎性病变。

四、慢性阻塞性肺疾病

慢性阻塞性肺疾病（COPD）是可以预防和治疗的一种常见疾病，其临床特征是持续存在的气流受限。气流受限呈进行性发展，伴有气道和肺对有害颗粒或气体所致慢性炎症反应的增加。急性加重和并发症影响患者整体疾病的严重程度。该病在全球是一种发病率和死亡率较高的重要疾病，是全世界范围内引起死亡的第四大病因。

慢性阻塞性肺疾病最主要的危险因素是吸烟,大气污染、职业粉尘和燃烧生物燃料所致的室内空气污染也是 COPD 的主要危险因素。在中国,COPD 同样是严重危害人民健康的重要慢性呼吸系统疾病。2007 年对我国 7 个地区 20 245 名成年人群进行调查,结果显示 COPD 患病率已占 40 岁以上人群的 8.2%。其发病率高,病程长,严重影响患者生活质量,最终因呼吸致残,造成沉重的社会经济负担。

慢性阻塞性肺疾病以慢性咳嗽、咳痰、呼吸困难为主要表现,病程可分为急性加重期与稳定期。急性加重期是指在疾病过程中,患者短期内咳嗽、咳痰、气短和(或)喘息加重,痰量增多,呈脓性或黏液脓性,可伴发热等炎症明显加重的表现。稳定期则指患者咳嗽、咳痰、气短等症状稳定或症状轻微。

慢性阻塞性肺疾病属于中医学"肺胀""喘证"等病证范畴。

【病因病机】 慢性阻塞性肺疾病因肺脏长期反复遭受多种外邪侵袭,或烟毒伤肺,导致肺脏宣肃功能失常,日久肺气受损,子盗母气,肺脾两虚,病势深入,耗伤肾气,最终导致肺脾肾三脏俱虚。肺虚不能输布水精,脾虚不能散精上归于肺,肾虚膀胱气化失司,水津代谢失常,痰浊内蕴;正气亏虚,无力推动血行,瘀阻心脉。痰瘀互结,阻遏气机,肺气郁闭,吐故纳新受碍,故见咳、痰、喘。正如《症因脉治》所云:"肺胀之因,内有郁结,先伤肺气,外复感邪,肺气不得发泄,则肺胀作矣。"后期水饮迫肺凌心,则出现咳逆上气、心悸等症状。

1. 病因

(1)外感六淫:六淫之邪侵犯人的肌表肺卫,或从口鼻而入。皮毛为肺之外合,肺开窍于鼻,外邪袭人,表卫闭塞,肺失于宣发,气壅于肺,不能肃降,肺气上逆而为咳、为喘。

(2)痰饮聚肺:饮食不节,损伤脾胃,或情志不畅,肝木克脾土,致脾失健运,痰浊内生,贮于肺中。痰饮阻塞气道,气道不畅,肺失宣肃,则见咳嗽、咯痰、呼吸急促。

（3）脾胃虚弱：脾胃虚弱，不能运化水谷，酿生痰浊，痰浊贮于肺，影响肺的宣肃，以致咳嗽、痰多、气喘。

（4）肺肾亏虚：久病体虚，肺肾不足，或肺病日久及肾，母病及子，致肺肾亏虚，肺虚不主气，肾虚不纳气，气失主纳，以致呼吸短促，动则加重；肾不主水，水液代谢失常，则见水肿。

2. 病机　慢性阻塞性肺疾病是一种慢性疾病，总属于本虚标实，其临床演变经历早、中、晚期较长的过程，在不同的阶段，其病机表现各有特点。病变初期，病位在肺，多表现为六淫外侵，痰邪阻肺；中期影响脾肾，病程迁延，病机重点在于肺脾肾虚，痰浊潴留；后期病及于心（脑），病机特点为气阳虚衰，痰瘀内阻，水饮外溢，蒙蔽清窍。

【甲诊要点】

1. 轻度慢性阻塞性肺疾病

（1）环（无名）指指头较瘦小［图3-28　轻度慢性阻塞性肺疾病：环（无名）指指头较瘦小］。

（2）环（无名）指指甲皮粘连［图3-29　轻度慢性阻塞性肺疾病：环（无名）指指甲皮粘连］。

（3）环（无名）指指甲周围组织较松软，但无过度角化表现［图3-30　轻度慢性阻塞性肺疾病：环（无名）指甲周较松软］。

（4）环（无名）指甲面增大；甲面中央并见轻度隆起。

（5）环（无名）指甲见灰白变。

2. 典型慢性阻塞性肺疾病

（1）环（无名）指指头较肥大（杵状指）。

（2）环（无名）指指头皮肤较其他指头皮肤粗糙。

（3）环（无名）指甲周软组织过度角化［图3-31　典型慢性阻塞性肺疾病：环（无名）指甲甲周软组织过度角化］。

（4）环（无名）指甲面见链条变［图3-32　典型慢性阻塞性肺疾病：环（无名）指甲面链条变］。

（5）环（无名）指甲见灰白变。

五、慢性便秘

慢性便秘是指排便次数减少、粪便量减少、粪便干结、排便费力,病程至少 6 个月以上。慢性便秘可由多种原因引起,包括胃肠道疾病、累及胃肠道的系统性疾病等,不少药物也可引起便秘。在慢性便秘中,功能性疾病占 57.19％。罗马Ⅲ标准中功能性胃肠疾病(FGID)和慢性便秘有关病症包括功能性便秘、功能性排便障碍及便秘型肠易激综合征(IBS-C)。其中,功能性便秘需除外器质性病因及药物因素;而功能性排便障碍除符合功能性便秘的诊断标准外,需具备排便障碍的客观依据。便秘型 IBS 的便秘和腹痛或腹部不适明显相关。和胃肠动力障碍相关的便秘还有 Ogilvie 综合征(巨结肠病)、先天性巨结肠、慢传输型便秘(M/N病变)、肛门括约肌失弛缓症(Anismus)等。本文主要论述功能性便秘。功能性便秘的临床特点为大便排出困难或排便间隔时间延长,粪质干燥坚硬,很少有腹痛发生。

随着饮食结构的改变和精神心理、社会因素的影响,我国慢性便秘患者患病率逐渐上升。北京地区对 18－70 岁人群进行的随机、分层调查表明,慢性便秘患病率为 6.07％,60 岁以上人群患病率为 7.30％～20.39％,随着年龄的增长患病率明显增加。女性患病率明显高于男性,农村患病率高于城市。便秘的发生与紧张、疲劳、情绪和精神状态等有关,高蛋白质饮食、女性吸烟、低体重指数、文化程度低者更易发生便秘。本病既可见于多种疾病的过程中,又可独立出现,也是体力劳动减少或长期卧床患者的常见并发症。

慢性便秘属于中医学“便秘”的病证范畴,便秘古今名称很多,有“大便难”“后不利”“脾约”“阳结”“阴结”“肠结”“风秘”“热秘”“风燥”“热燥”“虚秘”等,现统称为“便秘”。

【病因病机】

1. 病因

(1)饮食不节:饮食辛辣肥甘厚味,导致肠胃积热,大便干结;或恣食生冷,致阴寒凝滞,胃肠传导失司,造成便秘。

(2)情志失调:忧愁思虑过度,或久坐少动,每致气机郁滞,不能宣达,于是通降失常,传导失司,糟粕内停,不得下行,而致大便秘结。

(3)年老体虚:素体虚弱,或病后、产后及年老体虚之人,气血两亏,气虚则大肠传送无力,血虚则津枯肠道失润,甚则致阴阳俱虚,阴亏则肠道失荣,导致大便干结,便下困难,阳虚则肠道失于温煦,阴寒内结,导致便下无力,大便艰涩。

2. 病机　本病病位在大肠,基本病机属大肠传导失常,发病与肺、肝、脾、肾、胃等有关。如胃热过盛,津伤液耗,则肠道失润;肺脾气虚,则气虚推动无力,大肠传送失常;肝气郁结,气机不畅则腑失通利;肾阴不足则肠道失于濡润;肾阳不足,则阴寒凝滞,津液不通,影响大肠的传导而发为本病。

【甲诊要点】

1. 一般患者,拇指甲面见苍白变或暗黄色变(图 3-33　慢性便秘:拇指甲面苍白或暗黄)。

2. 病情严重者,拇指甲面见较深的、高低不平的竖棱纹变,并见黑黄色变(图 3-34　病情严重性慢性便秘:拇指甲面竖棱纹变、黄黑变)。

六、急性胃炎

急性胃炎是指由多种因素引起的,以急性炎症为表现,病程较短的一类胃黏膜疾病。病变大多仅局限于黏膜层,特殊情况下可穿过肌层达浆膜层,临床表现以上腹不适、上腹痛、恶心、呕吐最为多见,也可仅表现为上消化道出血,或无症状。

每个人的一生中都可能患有一过性的或持续性的胃部炎,大多数患者并没有明显的临床症状,或仅有轻度的上腹不适感。急性胃炎起病急骤,常多发于夏、秋之季。

本病是一种自限性的病理过程,通常可以自愈。急性单纯性胃炎胃镜下表现为黏膜的急性炎症,如充血、水肿、分泌物增多,黏膜表面覆盖灰黄色渗出物;腐蚀性胃炎的病理变化取决于腐蚀剂的性质、浓度、剂量、当时是否空腹及抢救是否及时等因素。其中主要病理变化为黏膜充血、水肿、黏液增多,局部出血、糜烂甚至溃疡、坏死、穿孔。急性化脓性胃炎的胃壁可呈弥漫性蜂窝织炎性改变,或形成局限的胃壁脓肿,甚至胃壁坏死和穿孔。

急性胃炎相当于中医学中"胃脘痛""呕吐"等病证范畴。

【病因病机】

1. **外邪伤中** 感受外邪,或因热贪凉,寒邪内客;或冒雨涉水,或久居湿地,湿邪内侵;或暑热之邪内犯,脾胃受困,皆可导致胃失和降,脾失健运,气机阻滞。

2. **饮食伤胃** 饮食失节,饥饱无常,暴饮暴食,损伤脾胃;或偏啖生冷瓜果,寒湿内生;或恣饮酒浆、嗜食辛辣厚味、湿热蕴结中焦,皆致脾胃受损,气机失和。

3. **肝气犯胃** 忧思恼怒,气郁伤肝,肝失疏泄,横逆犯胃,气机阻滞。

4. **脾胃虚损** 饮食不节,劳累过度或久病不愈损伤脾胃,均可致脾阳不振,中焦虚寒,或胃阴受损,胃脘失其濡养而隐隐灼痛。

5. **瘀血停胃** 气为血帅,气行则血行,肝气郁结日久,久痛入络,致瘀血内停,致痛如刀割,痛处拒按,位置固定不移。

6. **虫积扰胃** 饮食不洁,化生湿热,湿热生虫,扰乱脾胃气机。

胃为六腑之一,主受纳腐熟水谷,以通降为顺,以上诸多病因皆可使胃受纳腐熟水谷功能失常,胃失和降,胃之气血瘀滞不通,"不通则痛";胃气上逆则恶心、呕吐、反酸;和降不利,则受纳不行故纳差畏食、脘腹饱胀。本病除脾胃虚弱可见虚实寒热错杂之外,大多属新病邪实之实证。

【甲诊要点】

1. 中指甲根见大块红变(图 3-35 急性胃炎:中指甲根部大块红变)。

2. 中指甲前缘见红带变(图 3-36 急性胃炎:中指甲前缘红带变),颜色的深浅与炎症的轻重成正比。

3. 出血性胃炎 红变的指甲上见点、线状变。

4. 糜烂性胃炎 红变处见小块白斑变(图 3-37 糜烂性胃炎:红变处小白斑变)。

七、慢性胃炎

慢性胃炎是指不同病因引起的胃黏膜的慢性炎症或萎缩性病变。内镜下将慢性胃炎分为慢性非萎缩性胃炎(即旧称慢性浅表性胃炎)及慢性萎缩性胃炎两大基本类型。如同时存在平坦或隆起糜烂、出血、黏膜皱襞粗大或胆汁反流等征象,则可依次诊断为慢性非萎缩性胃炎或慢性萎缩性胃炎伴糜烂、胆汁反流等。慢性萎缩性胃炎包括自身免疫性胃炎(A 型胃炎、胃萎缩)和多灶萎缩性胃炎(B 型胃炎、胃窦萎缩)。临床常见者为非萎缩性胃炎和胃窦灶性萎缩性胃炎(即 B 型胃炎),均与幽门螺杆菌感染关系密切。另有特殊型胃炎如化学性、放射性、淋巴细胞性、肉芽肿性、嗜酸细胞性及其他感染性疾病等所致之胃炎。

慢性胃炎缺乏特异性的临床表现,约半数有上腹部不适、饱胀、隐痛、烧灼痛,疼痛无明显节律性,一般进食后加重。亦常见食欲缺乏、嗳气、反酸、恶心等消化不良症状,部分患者无临床症状。有胃黏膜糜烂者可出现少量上消化道出血,长期少量出血可引起缺铁性贫血。少数患者可伴有乏力及体重减轻等全身症状。萎缩性胃炎伴恶性贫血者常有全身衰弱、疲惫,一般消化道症状较少。大多无明显体征,有时可有上腹部轻度压痛或按之不适感。少数患者伴有舌炎、消瘦和贫血。由于多数慢性胃炎患者无任何症状,因此难以获得确切的患病率。估计的慢性胃炎患病率大致与当地人群中幽门螺杆菌感染率平行,可能高于或略高于幽门螺杆菌感染率。

慢性胃炎属中医学"痞满""胃脘痛"等病证范畴。

【病因病机】 中医学认为,本病发生主要与感受邪气、饮食、情志因素、脾胃虚弱等有关。

1. 病因

(1)感受外邪:饮食不洁,邪(主要是湿邪、热邪)随口而入,侵犯脾胃,运化失职,纳降受碍,气机不畅,胃失和降以致痞满、胃痛。

(2)饮食伤胃:饮食不节,饥饱无常,或过食辛辣刺激、肥甘厚味之物,或恣饮酒浆,损伤脾胃,运化失职,湿浊内生,阻滞气机,或郁久化热、热伤胃膜,胃失和降以致痞满、疼痛、呕吐、呕血等症。故《伤寒论·辨太阳病脉证并治下第七》曰:"胃中不和,心下痞硬,干噫食臭""谷不化,腹中雷鸣,心下痞硬而满。"

(3)情志失调:忧思恼怒,情志不遂,肝失疏泄,气失条达,横逆犯胃,胃失和降,或肝郁日久化火,郁火乘胃,肝胃郁热,胃络不畅,乃作痞满、胃痛。

(4)脾胃虚弱:脾胃禀赋不足,或长期饮食不节,或年高体衰,脾胃虚弱,运化失司,无以运转气机、水湿,致气滞、湿阻、血瘀,胃失和降,故作痞满、胃痛。

2. 病机 其基本病机为胃气郁滞,胃失和降,不通则痛或肝脾胃功能失调,中焦气机不利,脾胃升降失职。本病病位在胃,与肝、脾两脏关系密切。病理性质有虚实两端,而演变各异。实证与虚证、寒证与热证、气滞与血瘀可相互影响、相互转化,日久不愈,变证丛生。病变初起以湿热阻滞、气郁不畅为主,久则脾胃气阴受损,或脾气虚弱或胃阴损伤,进一步发展可因气不行血,或阴不荣络致胃络血瘀,可见吐血、黑粪,亦可产生积聚等变证。

【甲诊要点】

1. **慢性浅表性胃炎**

(1)中指甲根细小凸条变,并见磨玻璃样变(图3-38 慢性非萎缩性胃炎:中指甲根部细小凸条、磨玻璃样变)。

(2)甲色见淡红色或苍白色或灰白色变,甲色的深浅与病情的轻重成正比。

(3)皮带较狭窄,并见撕裂变(图3-39 慢性非萎缩性胃炎:中指甲根皮带撕裂变)。

(4)甲皮分离变(图3-40 慢性非萎缩性胃炎:中指甲根甲皮分离变)。

2. **慢性萎缩性胃炎**

(1)中指甲根细小凹陷条状变(图3-41 慢性萎缩性胃炎:中指甲根细小凹陷条变)。

(2)甲色见白变。

(3)皮缘见过度角化变。

(4)皮肤、皮带见撕裂变。

(5)病情较轻者,软组织一般无改变;病情较重者,软组织则变得干瘪瘦陷。

3. **慢性肥厚性胃炎**

(1)中指甲面见粗细不等的凸条变。

(2)中指甲皮囊见咖啡色变(图3-42 慢性肥厚性胃炎:中指甲皮囊咖啡色变)。

(3)中指甲根见白环变。

(4)甲皮见分离变。

4. **慢性胃炎**

(1)拇指甲某一部位见块状凹陷变(图3-43 慢性胃炎:拇指甲块状凹陷变),或见数条较明显凸出的纵条纹变。

(2)示(食)指甲见浅横沟变,小指甲见条状纵纹变。

5.慢性胃窦炎

(1)中指甲根见似虫蚀样(图 3-44 慢性胃窦炎:中指甲根虫蚀变)或波浪状凸变,恰似重叠在一起的琉璃瓦样变。

(2)中指甲见方形变。

(3)环(无名)指的甲根部亦可见有与中指甲一样的改变,但可见 3 条凸条变。随其病情的进一步发展,示(食)指甲、小指甲亦先后出现上述改变。

(4)慢性胃窦炎急性发作,且与胃窦部溃疡同时发生,见中指甲根红变;环(无名)指见不规则粗条变。

(5)慢性胃窦炎,胃窦部发生退行性变,见中指甲根红变,环(无名)指甲和小指甲见凹陷条状变。

八、消化性溃疡

消化性溃疡(PU)指胃肠道黏膜被胃酸和胃蛋白酶等自身消化而发生的溃疡,其深度达到或穿透黏膜肌层。溃疡好发于胃和十二指肠,分别称之为胃溃疡(GU)和十二指肠溃疡(DU)。

消化性溃疡的病因和发病机制至今尚未完全清楚,目前较公认的观点是由于致溃疡的攻击因子与胃黏膜保护因子失去平衡,攻击因子过强或保护因子减弱而形成。胃溃疡和十二指肠溃疡发病机制又有明显不同,一般认为胃溃疡发病主要由于保护因子的削弱,而十二指肠溃疡则主要是因攻击因子特别是胃酸的分泌增强所致。

溃疡病的临床特点为慢性、周期性和规律性的上腹部疼痛,与饮食有关,制酸药可缓解症状。发病与季节有一定关系,以秋季和冬春之交时期为多发。本病在我国人群中的发病率为 5％～10％,但据文献报道,胃镜检查病例中消化性溃疡的检出率高达 16％～33％,其中十二指肠溃疡比胃溃疡多见,两者之比为 2∶1～4∶1,男性患者多。年龄方面,十二指肠溃疡以青少年患者多见,胃溃疡以中老年患者多见。

消化性溃疡以上腹部疼痛为主要症状,属中医学"胃痛"等病证范畴。

【病因病机】

1. 病因　中医学认为,导致消化性溃疡发生的原因是多方面的,主要包括脾胃虚弱,饮食失调,情志所伤,邪气侵犯和药物损伤等。

(1)脾胃虚弱:饮食不节,劳累过度,久病不愈等均可损伤脾胃,脾胃虚弱,气虚不能运化或阳虚不能温养,致胃脘疼痛。

(2)饮食失调:暴饮暴食,饥饱失常,损伤脾胃,运化失职,食滞不化,停滞胃脘,气机不畅,失于和降,发为胃脘胀痛。

(3)情志所伤:忧思恼怒,焦虑紧张,肝失疏泄,横逆犯胃,胃失和降,若肝郁化热,郁热耗伤胃阴,胃络失于濡润,致胃脘隐隐灼痛。若气郁日久,血行不畅,血脉凝滞,瘀血阻胃,致胃脘刺痛。

(4)邪气侵犯:湿邪较易侵犯脾胃,阴虚之人易感湿热,阳虚之人易受寒湿,邪气所犯,阻滞气机,胃气不和,乃发胃痛,热者灼痛,寒者冷痛,湿者痛势缠绵。

(5)药物刺激:较长期服用非甾体消炎药,如吲哚美辛、保泰松,以及肾上腺皮质激素等,可损害胃黏膜,影响胃气通降和脉络流通,发为胃痛。

2. 病机

(1)本病的病位在胃,但与肝、脾关系密切。胃痛早期由外邪、饮食、情志所伤者,多为实证;后期常为脾胃虚弱,但往往虚实夹杂。胃痛的病理因素主要有气滞、寒凝、热郁、湿阻、血瘀。其基本病机为胃之气机阻滞或脉络失养,致胃失和降,不通则痛,失荣亦痛。

(2)胃痛可以衍生多种变证,如胃热炽盛,迫血妄行,或瘀血阻滞,血不循行,或脾气虚弱,不能统血,而致便血、呕血。或日久成瘀,气机壅塞,胃失和降,胃气上逆,致呕吐反胃。本病日久,痰瘀互结,壅塞胃脘,可形成胃癌。

【甲诊要点】

1. **胃溃疡**

(1)拇指甲无外伤见明显紫色斑块,提示近期有胃出血史;指甲皮囊见红色、光亮变,提示消化功能障碍。

(2)拇指甲枯萎,无光泽变;并见大小不等横条状凹陷变,凹陷的大小与溃疡的严重程度成正比(图3-45 胃溃疡:拇指甲枯萎,无光泽;大小不等横条凹陷变)。

2. **胃体部溃疡**

(1)中指甲见粗细不等凹凸条变(图3-46 胃体部溃疡:中指甲粗细不等凹凸条变),并见一不规则、分叉的凸条变(极似弯曲的树枝)。

(2)甲皮见分离变,并见白环变。

(3)皮带见红肿变或咖啡色变。

(4)慢性溃疡合并有炎症:甲色如肤色变。

(5)胃溃疡、胃炎合并有出血:中指甲中央见红变及明显红丝变。

(6)左手见上述甲征,提示胃大弯有炎性出血;右手见上述甲征,提示胃小弯有炎性出血。

3. **十二指肠溃疡**

(1)右手中指皮囊见红肿胀变,或咖啡色样肿胀变(图3-47 十二指肠溃疡:右手中指甲咖啡色肿胀变)。

(2)甲根白环见增大或红变,还可见点块状深红色变。

(3)其他指甲皮囊见咖啡色变。

九、胃下垂

站立时胃的位置下降,胃小弯角切迹低于髂嵴连线以下,十二指肠球部向左偏移,称为胃下垂。

胃下垂在临床上并不少见,其原因不明,有人认为与重力因素有关,也有人认为与胃肌肉张力减退、膈肌松弛等因素有关。

本病多见于女性和瘦长无力体型者,患者多有长期站立工作史,如手术室护士、教师、拖拉机手、售货员等。本病也可见于经产妇、慢性消耗性疾病患者、多次腹部手术有切口疝者和长期卧床少动者等。

西医学认为,正常腹腔内脏位置的固定主要依靠横膈的位置和膈肌的活动力、腹肌力量和腹壁脂肪厚度的作用,以及邻近脏器或某些相关韧带的固定作用来维持。根据人的体型及胃的张力,胃的形态大致分为 4 型:①牛角型,多见于短胖体型,胃的位置高而横,张力强;②鱼钩型,胃体垂直,胃的张力中等;③无力型,多见于瘦长体型,胃体上部狭长,下部及胃窦松弛,胃呈囊袋状,张力低,甚至下入盆腔内;④瀑布型,胃体较小,胃底位于胃体的上后方,其形成是胃下部肌肉群较剧烈收缩的结果。胃下垂由于体型或体质因素,使胃呈极度低张的鱼钩型,即为胃下垂所见的无力型胃。

胃下垂可归属于中医学"胃缓""胃痞""嘈杂""恶心""嗳气"等病证范畴。

【病因病机】 中医学认为,本病以饮食不节、过度劳倦、脾胃虚弱为主要发病因素,而内伤七情亦可致病。病证表现有实有虚,但总体上以虚证为多,或虚实相杂。

1. 素体虚弱 由于患者先天或后天不足,中焦脾胃无以充养,出现中焦脾胃气虚,升降失和,中气下陷,致使胃体失养而垂下。

2. 饮食失节 长期饮食失节,过饱过饥,亦可致使脾胃受损,运化不健,升降失司。

3. 情志不遂 经常情志不遂,或抑郁,或躁怒等,致使肝失条达,疏泄失常,横伐脾土,胃体升降失和;气滞日久,可化火伤阴、生瘀等。

4. 劳倦内伤 长期劳倦过度、生育过多等,均可导致脏腑虚弱,尤其脾胃虚损尤为特出,中焦脾胃滋养不足,胃体失于和降。

脾虚不能运化水湿,肾虚不能温化,故而常致水饮内停之证。

【甲诊要点】

1. 无症状型胃下垂

(1)中指甲见灰色变(图 3-48 无症状型胃下垂:中指甲灰色变),无光泽变。

(2)中指甲甲皮分离明显,并见白环。

(3)甲周软组织角化层增厚、粗糙。

(4)皮囊见皱襞。

2. 症状型胃下垂

(1)中指甲见肥大而平滑。

(2)甲面见黄色变或白色影印变(图 3-49 症状型胃下垂:中指甲白色影印变)或斑块变。

(3)甲皮紧粘(图 3-50 症状型胃下垂:中指甲肥大、平滑;甲面黄、白色斑块;甲皮紧粘)。

3. 严重型胃下垂

(1)中指甲面光滑,并见淡黄白色块状变;或见一黑条变(图 3-51 严重型胃下垂:中指甲见一黑条变),颜色的深浅、大小与病情的轻重成正比。

(2)十指甲根均见白环;甲面见分离,皮肤见毛糙变而不光洁;皮囊见皱襞。

(3)中指甲见厚大、平滑。

(4)甲皮紧粘。

十、急、慢性肠炎

(一)急性肠炎

急性肠炎是以急性腹泻为特征的肠道感染性疾病,是夏秋季节多发病、常见病。

本病多因饮食不洁或水源污染引起,病原主要有沙门菌属、嗜盐菌、致病性大肠埃希菌、变形杆菌、金黄色葡萄球菌、空肠弯曲菌、轮状病毒、腺病毒等。临床症状以腹痛、泻下如水为主要表现，并伴有恶心、呕吐等，重症患者出现脱水、电解质紊乱、酸中毒、休克，可危及生命。

急性肠炎的发病机制是微生物具有侵袭性引起黏膜炎症反应，伴黏膜下层中性粒细胞浸润，有时可深至固有层，炎症细胞产生和释放前列腺素，使腺苷酸环化酶活性增高，由于微生物分泌的肠毒素直接刺激腺苷酸环化酶系统，使肠液分泌能力大大增加，超过肠道重吸收能力，引起腹泻，肠黏膜细胞亦具有吸收电解质、水分和食物的消化产物等功能，以回肠最旺盛，各段肠腔内的电解质和水的含量是分泌与吸收动态平衡的结果。急性腹泻的发病原因是在致病菌的作用下引起肠黏膜的分泌增加或肠腔内渗透压的增加及吸收功能障碍或肠蠕动的增加等，使粪便稀薄，排便次数增加。

急性肠炎属中医学"暴泄"等病证范畴，多发于夏秋季节，由于感受暑湿、寒湿秽浊之气及饮食不洁所致，多因感寒、暑、湿、热之邪或饮食腐馊诱发。本病的主要病变位于脾胃与大小肠。由于脾胃纳运失职，不能分清泌浊，水谷混杂下注肠道所致。个别病例因泻下较甚，津液过量丢失，可在短时间内出现面容憔悴、目眶下陷、筋脉挛急、手足厥冷等危重证候。

急性肠炎的病因病机：急性肠炎的主证为腹痛、腹泻，湿邪是腹泻的主因，外因与湿邪关系最大。其他诸如风、寒、暑、热之邪也多夹湿方能导致本病。外邪夹湿侵入，损伤脾胃，运化失常而致腹泻。另外，饮食不调，饮食不洁，引起脾胃纳运失职，不能分清泌浊，水谷混杂下注肠道而致腹痛、腹泻。本病也可兼有表证。脏气素亏者，病情较重，常虚实夹杂。泄泻最能夺人津液、耗人阳气，重者脾肾阳虚，甚至阴竭阳脱。

(二)慢性结肠炎

慢性结肠炎是结肠黏膜、黏膜下甚至肌层的病变，主要发生在降结肠、乙状结肠，也有累及全结肠的。广义的慢性结肠炎包括感染性结肠炎、炎症性肠病和非病原体感染所致的结肠炎症，如放射性结肠炎、假膜性肠炎等。感染性肠病又分非特异性细菌感染及特异性感染性结肠炎(指细菌性痢疾、阿米巴痢疾)。本文仅将慢性结肠炎定义在由急性食物中毒、沙门菌属及其他细菌感染所致的急性肠炎迁延而致的，或细菌感染本身病程呈慢性进展而来，病程均在2个月以上的慢性腹泻范围内。本病的发生与细菌感染及机体免疫功能低下有密切的关系。

慢性结肠炎发病的机制是结肠受细菌感染后，由于治疗不当或治疗不彻底，黏膜反复受侵害而出现增生、息肉形成、纤维结缔组织增生、肠壁增厚、管腔狭窄等不同程度改变，使肠道吸收水分能力减弱，而引起腹泻。

慢性结肠炎属中医学"久泄"等病证范畴。中医学认为"久泄"是"暴泻"或"食物中毒"因失治、误治，迁延日久，由实转虚，脾胃虚弱，内湿由生，肠道传导失调；或久病肾阳虚衰，脾失温煦，运化失常而发病。其病位在大肠，与脾胃关系密切，涉及肝肾。病机变化可由气损及阳，由实转虚，虚中夹实或本虚标实，错综复杂，而脾虚湿盛是导致本病发生的关键。

【慢性结肠炎的病因病机】

1. 脾胃虚弱 长期饮食不节(或不洁)，饥饱失调，中伤脾胃；或劳倦内伤；或久病体虚；或素体脾胃虚弱，不能受纳水谷、运化精微，聚水为湿，积谷为滞，湿滞内生，清浊不分，混杂而下。

2. 肾阳虚衰 或先天肾气不足；或年老体弱，肾气亏损；或久病肾阳受损；或房事无度，命门火衰，脾失温煦，运化失职，水谷不化，均可发为泄泻。

3. 情志失调 烦恼郁怒，肝气不舒，横逆克伐脾土，脾失健运，升降失调，或素体脾虚肝郁，土虚木乘。

大肠为六腑之一，上接阑门，与小肠相通，下连直肠，以肛门为出口。称为"传导之官"，有吸收津液、传送糟粕之功能。脾胃位于中焦，主运化，升清降浊。大肠之传送作用需靠脾的运化推动,若脾胃之功能失调,或脾气虚弱,运化失常,则大肠无以传导变化,水反为湿,谷反为滞,合污而下,发生泄泻。脾与肝、肾在本病中关系最为密切;脾与肝为木土乘克关系,肝主疏泄,对脾胃气机有调畅之功。若肝气郁结,肝木乘脾土,致脾升降失职,清浊不分,发为泄泻;脾与肾则是先天与后天的关系,脾之运化需要先天之肾阳温煦,肾阳不足,失于温煦,则脾失健运,水湿内停而成泄泻。因此本病除脾胃病外,还常见脾肝、脾肾同病。在病机转化方面有由实转虚、虚中夹实、本虚标实、气损及阳的病机演变。多数患者经适当治疗后可获痊愈,极少数患者久泻不愈,脾肾俱虚,病情日渐重笃。

【急、慢性肠炎的甲诊要点】

1. 十指指甲前端甲缘下见红变(图 3-52　急性肠炎:十指指甲前端甲缘下红变),提示急性肠炎。

2. 十指指甲面见紫色纵纹变,提示大肠恶性病变,其甲面纵线的色泽与病情的轻重有关。

3. 十指指甲面均见扁平变,提示慢性肠胃炎。

十一、溃疡性结肠炎

溃疡性结肠炎(UC)是一种病因尚不十分清楚的慢性非特异性肠道炎症性疾病,病变主要限于直肠、结肠黏膜及黏膜下层,呈连续性非节段性分布,直肠和远端结肠受累多见,也可向近端扩展,甚至遍及整个结肠。临床主要表现为腹痛、腹泻、黏液脓血便、里急后重。部分患者有发热、贫血、体重减轻等全身表现。最常发生于青壮年期。

西医学认为,溃疡性结肠炎病因尚未完全阐明,目前认为主要与肠道的免疫炎症、肠道感染、饮食和遗传易感性等有关。

据我国有关资料统计表明,发病高峰年龄为 20—49 岁,男女发病比例差异不大(1.0～1.3∶1)。UC 在西方国家相当常见,欧洲和北美 UC 的发病率为 10/10 万～20/10 万,患病率达 100/10

万～200/10 万;在亚洲 UC 的年发病率为 1.0/10 万～2.0/10 万,患病率为 4.0/10 万～44.3/10 万,国内尚缺乏对本病流行病学方面的系统调查,一般认为发病率较国外为低,推测患病率为11.6/10 万。

溃疡性结肠炎属中医学"腹痛""泄泻""痢疾""大瘕泄""肠风""脏毒"等病证范畴。

【病因病机】 中医学认为,溃疡性结肠炎多因外感时邪、饮食不节(洁)、情志内伤、素体脾肾不足所致,基本病理因素有气滞、湿热、血瘀、痰浊等。感受湿邪,或饮食不节,损伤脾胃,湿浊内生,蕴于大肠,阻滞气机,或思虑劳倦过度伤脾,或恼怒伤肝,肝失疏泄,气机不畅,不通则痛,故致腹痛;肝气乘脾,脾失健运,清浊不分,混杂而下,故成泄泻;日久脾病及肾,肾阳亏虚,脾失温煦,可成命门火衰之五更泄泻;以上诸原因亦可致湿邪内蕴或脾虚湿困,湿热或寒湿蕴于大肠,气血与之相搏结,肠道传导失司,脉络受损,气血凝滞,化腐成脓而出现黏液脓血便。

1. 病因

(1)外感时邪:外邪主要有风、热、暑、湿,其中以湿邪最为常见。感受湿邪,脾失健运,湿热或寒湿蕴于大肠,气血与之相搏结,肠道传导失司,脉络受损,气血凝滞,化腐成脓而痢下赤白;伤及气分,则为白痢;伤及血分,则为赤痢;气血俱伤,则为赤白痢。

(2)饮食不节:嗜食肥甘醇酒或辛辣之品,酿生湿热,湿热与气血相搏结,化为脓血;或素嗜生冷,中阳受损,湿从寒化,大肠气机受阻,气血与寒湿相搏,化为脓血,亦可致痢下赤白。

(3)情志内伤:情志不遂或忧思恼怒,肝失疏泄,气机郁结,横逆犯脾,大肠传导失司,气滞血瘀,化腐成脓,故腹痛,里急后重,便脓血。

(4)脾肾素虚:先天禀赋不足或久病体虚,脾阳不足或肾阳亏虚不能温煦脾阳,以致脾肾阳虚,水谷清浊不分,下注大肠,故见大便溏薄甚至水样便,洞泻不止,缠绵难愈。

2. 病机　本病病位在大肠,涉及脾、肝、肾诸脏。湿热蕴肠,气滞络瘀为基本病机,脾虚失健为主要发病基础,饮食不调是主要发病诱因。本病多为本虚标实之证,活动期以标实为主,主要为湿热蕴肠,气血不调;缓解期属本虚标实,主要为正虚邪恋,运化失健,且本虚多呈脾虚,亦有兼肾亏者。不同症状的病机侧重点有所不同,以脓血便为主的病机重点是湿热蕴肠,脂膜血络受伤。以泄泻为主者,实证为湿热蕴肠,大肠传导失司;虚证为脾虚湿盛,运化失健。以便血为主者,实证为湿热蕴肠,损伤肠络,络损血溢;虚证为湿热伤阴,虚火内炽,灼伤肠络,二者的病机关键均为瘀热阻络,迫血妄行。腹痛实证的主要病机是湿热蕴肠,气血不调,肠络阻滞,不通则痛;虚证为土虚木旺,肝脾失调,虚风内扰。

【甲诊要点】　十指指甲前沿见红、白、灰色带状变。红带变,提示大便稀薄(图3-53　溃疡性结肠炎,症见大便稀薄:十指甲前沿红带变);白带变,提示胃纳不佳;灰带变,提示大便燥结。

十二、高血压病

高血压病是指以动脉收缩压和(或)舒张压增高,常伴有心、脑、肾和视网膜等器官功能性或器质性改变为特征的全身性疾病。

临床上常将高血压病分为原发性高血压(占90%～95%)和继发性高血压(占5%～10%)两大类。原发性高血压是原因目前仍未清楚的高血压,其发生与遗传、年龄的增长、高盐饮食、酗酒、肥胖、吸烟、精神紧张等因素有关。继发性高血压是病因明确的高血压,当查出病因并有效去除或控制病因后,作为继发症状的高血压可被治愈或明显缓解,故称为继发性高血压。

原发性高血压的病因为多因素,可分为遗传和环境因素两个方面,高血压病是遗传易感性和环境因素相互作用的结果,一般认为在比例上,遗传因素约占40%,环境因素约占60%。高血压病患者常有明显的家族史,占 50%～60% 的患者有阳性家族史,属于遗传性缺陷,导致患者对各种诱发因素的应激性过强;还有人认为某些焦虑性格有遗传性,可能构成病因。环境因素有饮食等和精神应激两个方面。不同地区人群血压水平和高血压病患病率与钠盐平均摄入量显著有关,但主要见于对盐敏感的人群中;此外钾摄入量与血压呈负相关,饮食低钙也与高血压病发生有关。从事精神紧张度高的职业者发生高血压病的可能性较大,高血压病患者经休息后症状和血压可获得一定的改善。其他因素如超重或肥胖、避孕药、阻塞性睡眠呼吸暂停综合征(OSAS)等均与高血压病的发生有一定的关系。

高血压病不仅使冠心病的发病率成倍增加,而且是造成脑血管意外及心、肾功能损害的重要原因。高血压病是我国人群脑卒中及冠心病发病及死亡的主要危险因素。

高血压病属中医学的"眩晕""头痛"等病证范畴。

【病因病机】 根据高血压病的临床表现,中医学主要是通过眩晕、头痛来认识其病因病机的。

1. 病因

(1)情志失调:高血压病中的情志失调常见过度恼怒、长期忧思及恐惧紧张和情绪波动等,这些因素一旦破坏人体的阴阳平衡,使脏腑气血功能失调,就会导致本病的发生。

(2)饮食不节:饥饱失常,损伤脾胃,脾虚失运,酿生痰浊,上蒙清窍,以及过食温热肥腻之品,体内痰热内盛,上冲清窍,导致本病发生。

(3)久病过劳:久病和过劳可伤及人体正气,阴阳平衡失调,脏腑功能紊乱,发生本病。

(4)先天禀赋异常:人体先天禀赋主要取决于父母之素质,即父母素质之偏盛偏衰可影响后代。父母因阴阳平衡失调而患高血压病,使其子女易患高血压病。

2. 病机 在上述病因的作用下,机体的阴阳平衡失调,脏腑、经络、气血功能紊乱,就形成了以头晕、头痛为主要表现的高血压病。其主要病机如下。

(1)肝阳上亢:素体阳盛阴衰之人,阴阳平衡失其常度,阴亏于下,阳亢于上;长期精神紧张或忧思郁怒,使肝失条达,肝气郁结,气郁化火伤阴,肝阴耗伤,风阳易动,上扰头目而出现眩晕、头痛。

(2)肝肾阴虚:肝藏血,肾藏精,肾阴不足常可导致肝阴不足,肝阴不足亦可致肾阴不足。肝肾阴虚,不能涵敛阳气,阳气亢逆上冲,而出现眩晕、头痛。

(3)痰湿中阻:饮食不节,肥甘厚味太过,损伤脾胃,或忧思劳倦伤脾,以致脾虚健运失职,聚湿生痰;或肝气郁结,气郁湿滞生痰。痰湿中阻,或兼内生之风火作祟,则表现为头痛、脘闷、眩晕欲仆等。

(4)瘀血阻络:中医学认为,"初病在经,久病入络""初病在气,久病入血""气病累血,血病则累气"。高血压病随病程的延续,病情进一步发展,殃及血分,使血行不畅,终至瘀血阻络。

(5)阴阳两虚:多因病久不愈,阴阳俱损而致。在高血压病患者中多见阴损及阳,最终阴阳两虚。

【甲诊要点】

1. 大多数患者见短甲变(图3-54 原发性高血压:短甲变)。

2. 尤其是双手拇指甲,大多数患者见扁平的阔甲变,并呈坚硬变(图3-55 原发性高血压:双手拇指甲扁平阔甲变、质地坚硬变)。

3. 甲半月痕较常人偏大,甚至可达到或超过整个指甲的1/3。

十三、慢性低血压病

低血压病是指成年人收缩压＜90mmHg,舒张压＜60mmHg。老年人由于动脉硬化,血管弹性降低,故其收缩压≤

100mmHg时即为低血压病。由于有效循环血量绝对或相对减少导致血压降低,引起全身供血不足,尤其是脑部供血不足,临床表现为头晕、目眩、乏力、记忆力差等症状,严重者可导致晕厥。

低血压病常发生在体质较弱者或继发于部分慢性病中,总体上无性别差异,各年龄层次均可发病。临床可分为急性和慢性两大类,急性低血压指血压由正常或较高的水平突然明显下降,其主要表现为晕厥与休克两大临床综合征;慢性低血压病,是指慢性低血压伴有症状者,主要见于原发性低血压、直立性低血压和症状性低血压。

目前,慢性低血压病在中医药专著及教材中尚无记载,在西医专著、科普著作及教材中也无专门论述,仅在个别内科学著作中的高血压病章节中附在后面有所简介。在普通群众中,低血压病往往不被重视,这是因为低血压病对健康的危害不像高血压病那样突然和急骤。迄今在医学界及一般群众中,对低血压病的危害均未引起应有的重视。据国内报道,慢性低血压病的发病率约为4%,在老年人群中可达8%～10%。

引起低血压的原因较多,主要有以下几点。

1. 诱发因素

(1)先天性体质虚弱和神经调节功能降低。

(2)营养不良、糖尿病、肾上腺皮质功能减退、多发性内分泌功能减退、甲状腺功能减退、腺垂体功能减退、脑动脉硬化及中枢神经系统疾病。

(3)长期卧床突然变动体位等。

2. 神经系统中枢调节血压功能失调 有些人有不同程度的中枢神经系统张力障碍,表现为体内兴奋与抑制的平衡失调,或者血管舒缩中枢处于抑制优势状态,最后均可使血管过度舒张而出现血压降低。

3. 内分泌功能失调 体内某些调节血压的物质,如血管紧张素-肾素-醛固酮、儿茶酚胺类升压物质分泌降低,而缓激肽、组胺、

5-羟色胺等舒血管物质分泌增多等,从而造成血压降低。

4. 生理因素 许多生理因素可以影响血压的基础水平,因此在确定是否为低血压时要充分考虑这些因素。导致血压偏低的常见生理因素:①年龄,一般年轻者血管弹性好,基础血压平均值相对较低,也多在理想血压范围内波动,而年龄大者血管弹性渐差,如老年人血压低于 100/70mmHg,可视为低血压;②性别,一般女性因皮下脂肪丰富,血管阻力小于男性,因此血压基础值大多较低,容易产生低血压;③体质,体质差、瘦小无力者,因血管细、周围脂肪少、弹性较差,血压稳定性较低,容易出现血压偏低;④血压调节能力,不同人对低血压的调节和耐受能力不同,因此其自我感觉与临床症状也大不相同,特别是处于临界低血压状态者,有的人明显不适,有的人却平安无事。

根据本病的发病特点和临床表现,慢性低血压病属于中医学"眩晕""虚劳""惊悸""怔忡""晕厥""心悸"等病证范畴。

【病因病机】

1. 病因

(1)先天不足:先天禀赋不足,胎生不健,出生后体质虚弱,易患疾病而虚损难复,至老终致本病。

(2)后天失养:生长发育阶段营养不良,或养护不当,影响正常生长发育,以致形体虚弱,脏腑失养,及至老年,身体衰羸而成。

(3)劳逸过度:尤其过劳,如久视伤血、久行伤筋、久立伤骨、久坐伤肉、久卧伤气,均可损伤精气,使机体失养而成。

(4)饮食失调:损伤脾胃,纳运失司,使化源不足,气血亏虚,日久而成。

(5)久病失治:久病不愈,精耗气虚难复,或暴病急病,失血耗气,对脏腑损伤过重,使体虚难复而成。

2. 病机

(1)心肺气虚:心主血脉,肺主气,血之运行有赖气之推动。若心肺气虚,气血不能上奉于脑,故虚而作眩。气虚日久,渐至阳虚,清阳不升亦可发为眩晕晕厥,且阳虚不能达外致阴霾内盛,血脉阳气涩滞,不能畅达,可发为低血压。

(2)气血两亏:脾主运化,为气血化生之源,升清阳,降浊阴。脾胃虚损致中气不足,气血两虚。气虚则无以上奉,血虚则脑失所养,清阳不升则浊阴不降,即说明脾虚气血两亏亦可发为低血压病。

(3)肾阴阳不足:肾为先天之本,藏精生髓,为真阴元阳之所。先天不足,肾阴不充或老年肾亏皆可致肾精亏耗,髓海不足,则脑为之不满,上下俱虚,发为虚损眩晕诸症。

临床上又有多脏俱虚并存者,如心脾两虚、脾肾两亏、心肾皆损者。

总之,慢性低血压病多因先天不足、后天失养、劳倦伤正、久病虚损等所致。先天禀赋不足、后天失养是低血压发病的根本原因。肾为先天之本,藏元阴元阳,先天不足,元阴元阳亏虚,则脏腑失于温煦和濡养;脾为后天之本,为气血生化之源,脾虚则化源不足,气虚血少,进而可影响及心肺。心主血脉,肺主气,血之运行有赖气之推动。心肺气虚,则脉道不充,鼓动无力,所以出现低血压。正如《灵枢·口问篇》所云:"故上气不足,脑为之不满,耳为之苦鸣,头为之苦倾,目为之眩。"本病起病缓慢,病程较长。辨证以虚证居多,实证少见。

【甲诊要点】 双手十指甲均见无白色的甲半月痕或白色的甲半月痕过小[图 3-56 慢性低血压病:十指甲甲半月痕(白环)过小],捏手掌时弹性又差。

十四、风湿性心瓣膜病

风湿性心瓣膜病(RHD),又称慢性风湿性心瓣膜病,简称"风心病"。是由于急性风湿热累及心脏瓣膜,引起心脏瓣膜炎症,经过变性渗出期、增生期和瘢痕期,导致瓣膜纤维组织增生,局部形成瘢痕灶。在此基础上仍可有风湿热的反复发作,每次发作持续

4～6个月。上述各期的病理变化常重叠存在,反复发作并逐渐使心瓣膜粘连、增厚、硬化、钙化,并兼有短缩、变形。乳头肌与腱索亦可缩短粘连,表现为瓣膜口的狭窄或关闭不全,引起心脏扩大、心力衰竭和心律失常。

风心病临床上多有风湿热病史,以后心悸、喘咳、水肿等症。除可并发心衰以外,还可有心房颤动、栓塞、感染性心内膜炎、肺部感染等常见并发症。

近年来流行病学研究发现,社会、经济条件及居住环境是本病发生的重要因素。由A组溶血性链球菌引起的急性风湿热是本病发生的根本原因。链球菌膜抗原能使淋巴细胞及大单核细胞致敏,对人心脏细胞产生毒性,使心脏细胞病变有淋巴细胞及单核细胞浸润,造成风湿性心肌炎。

风湿性心肌炎反复发作后,瓣膜相互粘连、增厚、变硬,使瓣膜不能完全开放,或瓣环缩窄以致瓣膜口径缩小,阻碍血流前进,称为瓣膜狭窄。若瓣膜增厚变硬、缩短、变形,或同时有乳头肌、腱索的缩短,使瓣膜不能完全闭合,导致部分血流反流,则称为瓣膜关闭不全。风湿性心瓣膜病以二尖瓣病变最常见(95%～98%),其次为主动脉瓣病变(20%～35%),三尖瓣病变少见(5%),肺动脉瓣病变更少见(1%)。瓣膜狭窄或关闭不全可单独出现,亦可两者同时存在,两个以上瓣膜同时受累者称联合瓣膜病(20%～30%)。

二尖瓣狭窄从瓣膜损伤到形成狭窄约有两年,按照病变程度,可分为以下两种类型:①隔膜型,轻者仅在瓣膜交界处有粘连,使瓣膜口缩小,瓣膜无增厚,活动尚好;重者除粘连使瓣口缩小外,瓣膜本身增厚,其活动可受到一定的限制。②漏斗型,瓣膜明显增厚和纤维化,腱索、乳头肌显著粘连和缩短,整个瓣膜形成漏斗状,瓣膜活动受到明显限制。常伴有不同程度的关闭不全。

临床上狭窄或关闭不全,均可产生血流动力学的改变。在早期,心脏通过代偿尚可维持其功能状态,如代偿失调,则出现心力衰竭的一系列临床表现。

风心病多见于 20~40 岁中青年,女性多见,约占 2/3,男性占 1/3。风心病的患病率逐年减少,在 20 世纪 60 年代为 4.03%,70 年代为 1.90%~2.89%,80 年代为 1.99%,学龄儿童为 0.25%~ 1.1%,90 年代中小学为 0.22%。本病病变减轻而病程延长,患者高发年龄有逐渐后移倾向,近年来中老年病例有所增多,临床上发现 70 岁以上的患者仍可出现风湿活动。

风心病属于中医学"心痹""心悸""怔忡""水肿""喘证"等病证范畴。

【病因病机】　中医学认为,风心病("心痹")的病因与摄生不慎、劳倦过度、外感邪气等有关,主要由正气不足及风、寒、湿、热、毒邪侵入经脉,损伤心体,心体受损,心气势弱,帅血无力,以致脉道不利,心血瘀阻发为本病。心痹的基本病机是心气不足,心脉瘀阻,全身气血运不畅。

本病的症状多表现为心悸怔忡,胸闷气短,咳喘咯血,痹痛,水肿等候,常并发"心衰病""促脉证""肺热病"等。

1. 病因

(1)先天禀赋不足:精气亏虚,正气不足,腠理不密,卫外不固,一则使风寒湿等外邪易乘虚入侵,二则气虚不足御邪,外邪由表入里,留而不去,内舍于心,久则发为本病。

(2)外邪入侵:风、寒、湿、热毒诸邪入侵皮肤、经络、关节,随体质而变化,相夹为患,久留不去或反复侵袭,由外而内,由表而里,病久余邪未清,损伤心体,使心之气血阴阳功能失调而发本病。

2. 病机

(1)主要病机:心气不足,心脉瘀阻,甚至波及五脏。

(2)病理性质:急性期以实证为主;慢性期有虚实两端,且常相兼为病。急性期以风寒湿热毒为患,慢性期标实以瘀血、水饮为主,可见痰浊、湿热,本虚以气虚、气阴两虚、阳虚为主。临床常相兼为病,或表现为本虚表实——急性期常存在外邪袭肺、风湿侵心、热毒犯心;慢性期以心气虚弱、气阴两虚、心血瘀阻、心肾阳虚、水气凌心、阳气虚脱等多见。

(3)病位:病位在心,与肺、脾、肾密切相关。

(4)病机转化:痹证患者反复感邪,日久内犯于心而成心痹。急性发作时若及时调养或正气足以御邪则恢复阴平阳秘,若失治、误治、调养不慎则因实致虚,虚实夹杂,使心气亏虚,波及肺、脾、肾等脏腑,气分及血,使血运失畅,气化不利,造成瘀血水饮等,从而出现心悸、气喘、水肿、晕厥诸症。

心主血脉,内藏心神,心体受损,心气不足,心脉痹阻不通则心神不宁,可出现心悸、怔忡,以及"脉促证"。心气不足,血脉不畅,痹阻心胸则可出现胸闷。邪气入侵使心体伤残,心气怫逆,波及宗气、肺金而见咳喘、气短。心痹咳喘较为严重,且易并发咯血,其量或多或少,其色或紫或红,若气虚难以帅血或瘀血阻碍造成血不循脉,则可出现大咯血,甚至虚脱。心气日久可致心阳不足或心肾阳虚,心脾相关,脾土失于温煦而不能制水,或下焦水寒之气趁机上逆,水邪下注或外溢而发水肿;而心血瘀阻,气化不行,上焦壅塞,肺失宣降,不能通调水道,下输膀胱,亦可外溢为肿,所谓"血不利则为水"之候。病变日久,或因反复感邪,或因年事渐高,邪气反复损及心体,心气心阳日衰,甚至出现阳气暴脱之候,常表现为心悸、咳喘、水肿等多种症状并存且变化迅速,救治不当、延误或因正气已极衰则可发展为阴阳离决之证。

【甲诊要点】

1. 中指或示(食)指甲体见凹陷横行斑块变(图3-57 风湿性心瓣膜病:中指甲横行凹陷斑块变)。

2. 十指甲面见紫蓝变。

3. 小指甲体见红变(图3-58 风湿性心瓣膜病:小指甲红变);或见甲半月痕(白环)红变[图3-59 风湿性心瓣膜病:小指甲半月痕(白环)红变]。

十五、冠状动脉性心脏病

由于冠状动脉器质性或功能性的变化引起冠状动脉血流和心肌需求之间不平衡而导致的心肌缺血,称为冠状动脉性心脏病,简称冠心病,亦称缺血性心脏病。绝大多数冠心病为冠状动脉粥样硬化所致(器质性病变),少数由冠脉的功能性改变(痉挛)、冠状动脉炎引起。根据其临床表现特点又可分为无症状性心肌缺血、心绞痛、心肌梗死、心律失常与心力衰竭、猝死。

(一)心绞痛

心绞痛是冠状动脉供血不足,心肌急剧的、暂时的缺血与缺氧所引起的临床综合征,是冠心病最主要和最常见的类型。其特点为阵发性的前胸压榨性疼痛感觉,主要位于胸骨后,可放射至心前区和左上肢,持续数分钟,经休息或用硝酸酯制剂后往往迅速消失。劳累、情绪变化、饱食、受寒、阴雨天气、血压升高等为心绞痛发作的常见诱因。

本病多见于男性,发病年龄多在 40 岁以上,女性多发生于绝经期前后。据统计,2008 年中国城市居民冠心病患病率为15.9%,农村地区为 4.8%,城乡合计为 7.7%,较前有较大幅度升高。

本病的病因是动脉粥样硬化,但目前对动脉粥样硬化的发生原因还不完全清楚。流行病学和实验研究,认为与年龄、性别、体重、血压、吸烟、血清脂质异常、糖耐受失常、性格急躁、精神紧张、CHD 家族史、同型半胱氨酸升高、胰岛素抵抗、纤维蛋白原升高等因素有关。动脉粥样硬化的发病机制有 3 种主要学说,即脂肪浸润学说、血栓原学说和内膜损伤学说,其实三者之间互相关联、互相影响。目前认为动脉粥样硬化是多种因素作用导致动脉壁内皮细胞损伤而发展的结果。内皮损伤后可表现为多种的内皮功能紊乱,如干扰内膜的渗透屏障作用,改变内皮表面抗血栓形成的特性,增加内膜的促凝血特性或增加血管收缩因子或血管扩张因子的释放。此外,维持内皮表面的连贯性和动脉中内皮细胞正常的低转换率,对维持体内自身稳定状态非常重要,一旦内皮转换加快,就可能导致内皮功能发生一系列改变,包括由内皮细胞合成和分泌的物质如血管活性物质、脂酶和生长因子等的变化,因此内皮损伤可引起内皮细胞许多功能的改变,进而引起严重的细胞间相互作用并逐渐形成动脉粥样硬化病变。

动脉粥样硬化病变的形成经历了 3 个基本的生物学过程:即内膜平滑肌细胞、各种巨噬细胞及 T 淋巴细胞的局部迁移、堆积和增殖;堆积的平滑肌细胞在各种生长调节因子较多的细胞外基质,包括弹力蛋白、胶原、蛋白聚糖等;脂质在巨噬细胞和平滑肌细胞以及细胞外基质中堆积,最终内膜增厚、脂质沉积形成动脉粥样硬化病变。

冠脉病变的严重程度,主要取决于斑块的稳定性,与斑块的大小无直接关系。不稳定斑块具有以下特征:脂质核较大,纤维帽较薄,含大量的巨噬细胞和 T 淋巴细胞,血管平滑肌细胞含量较少,加之在血流动力学改变的情况下,粥样斑块容易出现松动、裂纹或破裂,使斑块内高度致血栓形成的物质暴露于血流中,引起血小板在受损表面黏附、活化、聚集,形成血栓,导致病变血管完全性或非完全性闭塞。

心肌由于不断地进行节律性收缩,对氧的需求量很大,对血流中氧的摄取率远高于其他组织器官。当心肌需氧量增大时,主要是通过提高冠状动脉血流量来增加供血,而冠状动脉的固有狭窄限制了血液供应能力,则导致缺血缺氧。各种原因如吸烟、神经体液调节障碍等,引起冠状动脉痉挛,或突然发生循环血流量减少,如休克、心动过速等,使冠状动脉血流量突然降低,也可导致心肌血液供给不足。

心绞痛属于中医学"胸痹""心痛""厥心痛"等病证范畴。

中医学认为,心绞痛的病因病机与年老肾虚、饮食不节、情志失调、寒邪侵袭、劳逸失度等因素有关。其病位在心,与心、肝、肾、脾诸脏的盛衰相关,多属本虚标实之证,常在心气、心阳、心血、心阴不足或肝、脾、肾失调的基础上,兼夹痰浊、气滞、血瘀、寒凝等病变,产生不通则痛与不荣则痛的表现。

【心绞痛的中医学病因病机】

1.病因

(1)年老肾虚:中年以后,肾气渐虚。因肾为先天之本,肾虚后其他脏腑也出现衰退,导致脏腑功能失调。肾阳虚衰无以温煦脾阳,而脾运化无权,营血虚少,脉道不充,血液运行不畅,以致心失所养,心阳不振,心气不足,血脉失于温运,痹阻不畅;或心肾阳虚,阴寒痰饮乘踞阳位,阻滞心脉;肾阴虚不能滋养五脏之阴,肾水不能上济于心,心阴不足,心火燔炽下汲肾水,则阴伤气耗,心脉失于充养而运行滞涩,或阴虚火旺,灼津为痰,痰瘀痹阻,皆可致胸阳不运,心脉阻滞而发生本病。

(2)饮食不节:嗜食肥甘厚味、酒烟辛香之品,损伤脾胃,脾失健运,聚生痰湿,湿郁化热,热耗津液,熬液成痰。痰阻脉络,上犯心胸清旷之区,清阳不振,气机不畅,心脉痹阻,或痰阻脉络,气滞血瘀,胸阳失展而成心痛。

(3)七情所伤:忧思恼怒,可致心肝之气郁滞,气机不利,血脉运行不畅,胸阳不振,肝失条达,疏泄失常,发生不通则痛;或长期伏案,喜静少动,使脾失健运,痰湿内生,痰阻脉络,气血运行受阻,致使气结血凝,发生胸痛;或气滞血瘀;或因脏腑亏损,元气亏虚,气虚推动血液无力,血液停留而瘀滞不行,均可发生瘀血而导致本病。

(4)寒暑犯心:素体阳虚,胸阳不振,阴寒之邪乘虚侵袭,寒凝气滞,血行不畅,胸阳失展,心脉痹阻,不通则痛。偶尔或因酷暑炎热,犯于心君,耗伤心气,亦每致血脉运行失畅而心痛。故病者常于气候突变,特别是遇寒冷时,易猝然发生本病。

(5)劳逸失度:过劳包括劳力过度、劳神过度和房劳过度,《素问·举痛论》云:"劳则气耗",过劳则耗气伤阴,络脉失养;《素问·宣明五气》曰:"久卧伤气",过度安逸则气血运行不畅,络脉瘀滞,均可致胸痹心痛。明代医家对于心痛的劳逸病因比较重视,刘纯在《玉机微义》中说:"亦有病久,气血虚损,及素作劳羸弱之人患心痛者,皆虚痛也。"过劳则气阴两伤,久病者气血虚损,心气不足,血不养心,则心痛作矣。

2. **病机** 胸痹心痛的病机关键在于阳微阴弦,心脉闭阻,血行不畅,其病位在心,但与肝、脾、肾三脏功能的失调有密切的关系。心主血脉,与肝之疏泄、脾之运化、肾藏精主水等密切相关。病性有虚实两方面,常常为本虚标实,虚实夹杂,虚者多见气虚、阳虚、阴虚、血虚,尤以气虚、阳虚多见;实者不外气滞、寒凝、痰浊、血瘀,并可交互为患,其中又以血瘀、痰浊多见。但虚实天两方面均以心脉痹阻不畅,不通则痛为病机关键。上焦阳虚,功能减弱,直接影响血液循环,不通则痛,呈现胸痹心痛症状;或因长期精神紧张,思虑太过,致使心肝气机阻滞,气机不畅,气滞血瘀,而致心脉痹阻,不通则痛;或因饮食不节,过食肥腻;或酗酒好饮,以致脾胃受损,纳运失常,痰湿内生,阻塞心脉,影响气血运行,不通则痛;或因年老体衰,肝肾阴血已伤,日久阴损及阳,心阳不振,每易导致心脉瘀塞不畅,加之气血渐衰,气虚不能行血,血瘀脉阻,不通则痛。或因本已阳虚而又外感寒邪,阴寒内盛,气血凝滞,心脉不通,亦可发生疼痛。以上各种原因相互影响,又可导致痰浊内生,气滞血瘀,心脉痹阻或气血运行不畅,不能供养于心,而致心胸作痛。

以上病因病机可同时并存,交互为患,病情进一步发展,可见下述病变:瘀血闭阻心脉,心胸猝然大痛,而发为真心痛;心阳阻遏,心气不足,鼓动无力,而表现为心动悸、脉结代,甚至脉微欲绝;心肾阳衰,水邪泛滥,凌心射肺而为咳喘、水肿,多为病情深重的表现,要注意结合有关病种相互参照,辨证论治。

(二)急性心肌梗死

急性心肌梗死(AMI)是在冠状动脉病变的基础上,发生冠状动脉供血急剧减少或中断,使相应的心肌因严重而持久的急性缺血而发生的心肌急性坏死。临床主要表现为持久而剧烈的胸骨后疼痛,血清心肌标志物增高,以及心电图进行性改变,常发生心律失常、心力衰竭或休克。根据心电图 ST 是否抬高,AMI 可分为 ST 段抬高的心肌梗死(STEMI)和非 ST 段抬高的心肌梗死(NSTEMI)。

西医学认为,本病的基本病因是冠状动脉粥样硬化,偶见病因包括冠状动脉栓塞、痉挛、炎症及冠状动脉先天畸形等。大部分病人均有诱因,其中以过劳及情绪激动或精神紧张最为多见,其次为饱餐或用力大便时,少数为手术大出血或其他原因的低血压、休克或心搏骤停复苏后等,亦有一部分患者是在睡眠或休息中发作,这与睡眠时迷走神经张力增高,易使冠状动脉痉挛有关。由于上述病因造成冠状动脉狭窄和供血不足,且相应的侧支循环尚未能建立,此时一旦出现冠状动脉闭塞,血流完全中断,使心肌严重而持久地急性缺血达 1 小时以上,即可发生急性心肌梗死。

导致冠状动脉完全闭塞的原因,85% 是由于冠状动脉管腔内的血栓形成,少数为持续的冠状动脉痉挛。一段时间内血栓形成是导致冠状动脉闭塞的原因或是其结果存在着争议,溶栓治疗的成功为前者提供了有力的证据。血栓多发生在严重冠状动脉狭窄处,在血栓形成之前,先有不同程度的斑块破裂,暴露内膜下的胶原,引起局部血小板的聚集和释放,血栓形成和冠脉闭塞。多数血栓形态是分层结构,证实血栓是多次反复沉积而成的。斑块破裂引起的血栓快速形成是否发展为冠状动脉完全闭塞,取决于斑块破裂前冠状动脉狭窄程度与内源性 E 纤溶系统的关系。

冠状动脉闭塞最常累及左冠状动脉的前降支,引起左心室前壁、心尖部、下侧壁、前间隔和二尖瓣前乳头肌梗死。左冠状动脉回旋支闭塞引起左室侧壁梗死,若冠状动脉解剖为左冠优势型,则回旋支闭塞还可以引起左室下壁、正后壁及室间隔后部梗死。右冠状动脉闭塞引起左室下壁、正后壁及室间隔后部梗死。若闭塞位于右冠近端第一右室分支前,则伴发右心室梗死。窦房结动脉及房室结动脉大多数起源于右冠状动脉,少数起源于左冠回旋支,其血流受阻时可引起窦性心动过缓、窦房传导阻滞或房室传导阻滞等。单纯右心室梗死及左、右心房梗死少见。

根据梗死面积可将心梗分为局灶坏死以及小面积(小于左室心肌 10%)、中面积(左室心肌的 10%～30%)和大面积(大于左室心肌的 30%)坏死。AMI 患者的临床表现与心梗的面积呈相关性。局灶性心肌坏死时可无 ECG 的 ST-T 改变;小面积心梗可引起单个导联的非典型 ST-T 改变或异常 Q 波,或相邻导联的非特异性 ST-T 改变;右心室中面积心梗则更多可能以低血压或休克为临床表现入院,同时可能会出现严重的心动过缓;中、大面积的左室心梗则可见典型的 AMI 动态演变过程。

心梗发生后,心肌依次发生四种异常收缩形式:①运动同步失调;②收缩减弱;③无收缩;④反常收缩。心梗后左室腔大小、形态和厚度发生改变,这些改变总称为心室重构,其结果将导致梗死扩展和心室扩大,引起不同程度的左心室功能障碍和血流动力学改变,严重者在临床上可引起明显的心力衰竭和休克。

本病属中医学"真心痛"的病证范畴。其临床表现最早见于《内经》,特点为剧烈而持久的胸前疼痛,常伴心悸、肢冷、喘促、汗出、面色苍白等症状,甚至危及生命。《灵枢·五邪篇》指出:"邪在心,则病心痛。"其并发症属"心悸""喘证""厥脱"等病证范畴,病情凶险,病死率较高,如《灵枢·厥论篇》所说:"真心痛,手足青至节,心痛甚,旦发夕死,夕发旦死。"

【心肌梗死的中医学病因病机】

1. 病因　中医学认为,真心痛的发生与年老体衰、七情内伤、过食肥甘或劳倦伤脾、痰浊化生、寒邪侵袭、血脉凝滞、阳气不足等原因有关。

2. 病机　其基本病机为心脉闭阻,心失所养,不通则痛,发为胸痹心痛,严重者部分心脉突然闭塞,气血运行中断而发为真心痛。

真心痛的发病基础是本虚,标实是发病条件,在本病发生过程中,可有先虚后实者,若病情进一步发展,可心胸猝然大痛,发作为真心痛(急性心肌梗死);如心气不足,帅血无力,心脉瘀阻,心血亏虚,气血运行不利,可见心动悸、脉结代(心律失常);若心肾阳虚,水邪泛滥,水饮凌心射肺,可出现心悸、水肿、喘促(心力衰竭),或亡阳厥脱、亡阴厥脱(心源性休克),或阴阳俱脱,最后导致阴阳离决。

总之,本病其位在心,其本在肾,总的病机为本虚标实,而在急性期则尤以标实为主。

(1)心血瘀阻:外邪入侵,犯于心胸,心主血脉,心病不能推动血脉,则血行瘀滞,不通则痛。

(2)痰浊痹阻:饮食不节,过食肥甘厚味,或嗜烟酒成癖,以致脾胃损伤,运化失健,聚湿成痰,痰浊之邪上犯心胸,阻遏心阳,胸阳失展,气机不畅,心脉闭阻。

(3)寒凝心脉:寒邪入侵,寒主收引,抑遏阳气,而致心气不足,气为血帅,血脉失于温运,痹阻不畅,使血行瘀滞。

(4)痰瘀互结:年老体虚或久病,脾气失健,津液不布,聚而为痰,痰阻血脉,则使血行失畅,脉络不利,痰瘀互结,而致心脉痹阻,不通则痛。

(5)气虚血瘀:年老体虚,肾阳虚衰,则不能鼓舞五脏之阳,可致心气不足,气为血帅,血脉失于温运,痹阻不畅,心失所养。

(6)气阴两虚:久病致虚,心气不足,鼓动不力,易致气滞血瘀,肾阴亏生化乏源,心血失荣,均可引致心脉不通,拘急而痛。

(7)阳脱阴竭:年老体衰,肾阴阳俱虚,阳虚则不鼓舞五脏之阳,可致心气不足,或肾阳不振,肾阴亏虚,则不能濡养五脏之阴,水不涵木,又不能上济于心,心阴耗伤,心脉失于濡养。

【冠状动脉性心脏病的甲诊要点】

1. 心绞痛

(1)心绞痛未发作,但易发作

①示（食）指甲外形见偏歪不端正,示（食）指甲面见粗细不等凸条变[图3-60　心绞痛未发作:示（食）指甲偏歪不正,甲面粗细不等凸条变]。

②示（食）指甲中央见白玉样变,其周围见红变[图3-61　心绞痛:示（食）指甲中央白玉变,其周围红变]。

（2）有心绞痛发作病史者

①在示（食）指甲深层处见出现",",状变[图3-62　有心绞痛发作病史:示（食）指甲深层处见出现",",状变]或波浪状变。

②示（食）指甲见增厚变,并见二层样变[图3-63　有心绞痛发作病史:示（食）指甲增厚变、二层变];或见斑块变或黄斑变[图3-64　有心绞痛发作病史:示（食）指甲斑块变或黄斑变]。

③示（食）指甲皮缘过度角化变[图3-65　有心绞痛发作病史:示（食）指甲斑块变或黄斑变]。

2. 心肌梗死

（1）拇指甲见黄变、宽厚变、波浪状变等（图3-66　心肌梗死:拇指甲黄变、宽厚变）。

（2）示（食）指甲见黄变、宽厚变、二层变等。

（3）拇、示（食）两指甲周软组织均过度角化变,其角化组织内见小块组织呈欲分离状变（图3-67　心肌梗死:拇指甲周角化组织呈欲分离变）。

3. 隐性冠心病

（1）示（食）指甲比其他各指甲见稍增厚变及黄变[图3-68隐性冠心病:示（食）指甲稍增厚变及黄变]。

（2）示（食）指甲根较白变,并见方形变。

（3）示（食）指甲周软组织过度角化变。

（4）示（食）指甲皮粘连变[图3-69　隐性冠心病:示（食）指甲皮粘连变]。

十六、心律失常

心脏在正常情况下冲动起源于窦房结,以一定范围内的频率发生有规律的搏动并传布于心房与心室,引起收缩。心律失常是指心律起源部位、心搏频率与节律,以及冲动传导等任何一项异常。心律失常有多种,包括心动过缓、心动过速、心律不齐及异位心律等。心律失常临床表现多种多样,十分复杂。本病常见症状有心悸、乏力、头晕、晕厥等,亦可无症状。

心房颤动是常见的一种心律失常。据调查我国 30 岁以上人群心房颤动的患病率为 0.77%,根据中国 1990 年标准人口构成标准化后患病率为 0.61%,男性房颤患病率高于女性(0.9%:0.7%)。我国人群 1 年心脏性猝死率为 42/10 万,估计每年心脏猝死 54 万人。

我国中医药学的古典著作中,类似心律失常证候的描述很多,散见于"心悸""怔忡""眩晕""昏厥""虚劳",以及有关脉律失常(数、疾、迟缓、促、涩、结、代及各种怪脉)等病篇中。

为便于描述,本文将心律失常分为快速性心律失常及缓慢性心律失常,并将提早发生的期前收缩归于快速性心律失常加以讨论。

【病因病机】

1. 病因 本病的病因很多,主要有外邪侵袭、七情刺激、饮食不节、体质虚弱等。其病位在心,但与其他脏腑密切相关。心失所养、心脉瘀阻、脏腑功能失调是其基本病变,心悸、怔忡、脉律失常是其共同表现。现将其常见病因病机概述如下。

(1)外邪侵袭:外邪之中以热毒之邪及风寒湿热之邪最易犯心。温邪上受,首先犯肺,病邪可以顺传由卫入气,由气入营血,热传心脉,心脉受邪而致病;温邪上受亦可以逆传直犯于心或者由于热邪羁留不去,耗伤气阴,内损于心而成本病。风寒湿热之邪亦可合而为痹,痹阻于经脉、肌肉、关节的病邪,在一定条件下也可内犯于心,正如《内经》所曰:"脉痹不已,复感于邪,内舍于心。"

(2)七情刺激:七情太过可以致病,可以伤心。除过喜可以直接伤心之外,过于忧愁思虑可以损伤脾胃,脾胃虚弱则聚湿成痰;郁怒伤肝,木盛化火,火热灼津,炼津为痰。肝郁脾困或肝郁脾虚,亦会引起湿聚痰生。痰阻气机,血脉不畅,心失所养而发病。

(3)饮食不节:过食膏粱厚味、醇酒乳酪,损伤脾胃,脾胃失健,痰湿由生,痰浊上扰心肺或阻碍气机,痹阻脉道,发为本病。

(4)体质虚弱:体质虚弱的原因有先天禀赋不足,也有因年老体弱,心脉不通,或因病体虚弱,心失所养。此外也有因服药不当,损害于心而发病者。

2. 病机 本病的临床表现很多,但不外虚实两端,虚证之中通常有心气不足、心血不足、心气阴两虚、心阳不足、心阳虚脱、心神不宁等;实证之中通常有痰扰心脉、心脉瘀阻等。证型可以变化发展,心气不足,帅血无力,可以造成心脉瘀阻;痰浊血瘀可以阻塞脉道,令心失濡养,心气不足,心血不通,气阴两虚,心阳不足,甚至心阳虚脱。本病的基本证型可以单独出现,但更多的是混合相见。因此心气不足往往与心脉瘀阻并见,心阳不足往往与痰浊扰心共存,心阴不足往往与心火上炎相伴。

【甲诊要点】

1. 先天性心律失常

(1)示(食)指甲中部见扁平变;或见稍弯曲变[图 3-70 先天性心律失常:示(食)指甲中部扁平变或稍弯曲变]。

(2)示(食)指甲见方形变。

(3)示(食)指甲见皮带薄弱而宽大变。

(4)示(食)指甲见甲皮粘连变,其皮缘处稍见石灰样沉着物。

2. 窦性心律失常

(1)示(食)指甲见细小条状纹变[图 3-71 窦性心律失常:示(食)指甲细小条纹变]。

(2)十指甲根方形变,并以示(食)指甲最为明显。

(3)甲质较软薄。

(4)甲色见淡红变。

(5)甲皮粘连。

(6)示(食)指头瘦小。

3. 期前收缩(早搏)

(1)示(食)指甲见方形变或圆形变或弯曲变。

(2)中指甲根见大块红斑变。

(3)环(无名)指见大小不等凸条变或长条红变[图3-72 期前收缩(早搏):示(食)指甲方形变;中指甲根大块红斑变;环(无名)指甲凸条变]。

4. 阵发性心动过速

(1)示(食)指甲见方形变。

(2)示(食)指甲根部见红变。

(3)示(食)指甲皮分离变、甲半月痕(白环)变[图3-73 阵发性心动过速:示(食)指甲方形变、甲根红变、甲皮分离变、白环变]。

(4)中指亦见轻度甲皮分离。

(5)示(食)指与中指皮囊均见咖啡色变[图3-74 阵发性心动过速:示(食)指与中指皮囊咖啡色变]。

(6)环(无名)指整个甲面均见红变[图3-75 阵发性心动过速:示(食)指面红变]。

5. 心脏神经官能症

(1)示(食)指甲见弯曲细小条纹变[图3-76 心脏神经官能症:示(食)指甲弯细条纹变]。

(2)示(食)指皮带缩小,甚至消失变[图3-77 心脏神经官能症:示(食)指皮带缩小,甚至消失变];甲缘皮撕裂变。

(3)示(食)指见甲皮分离变。

(4)示(食)指圆弯的甲根见方形变。

十七、脑动脉硬化症

脑动脉硬化症,系指脑部血管弥漫性硬化,管腔狭窄及小血管闭塞以致脑部血流减少,脑组织长期处于慢性供氧不足的状态,导致神经细胞变性、坏死、胶质细胞增生,最后产生脑功能障碍综合征。脑动脉硬化是老年病中常见的神经系统疾病,其临床特点是进行性脑功能衰退,开始仅表现为神经衰弱综合征,逐渐发展到脑弥漫性器质性损害的症状,是产生脑梗死及脑出血的重要因素。很多脑中风都基于脑动脉的硬化。脑动脉硬化是全身动脉硬化的一部分,往往合并主动脉、冠状动脉、肾动脉及周围动脉硬化。只是脑动脉硬化比其他血管硬化发生稍晚。

脑动脉硬化症的发作年龄大多在 50 岁以上(占 95%),而 65 岁以下男性多发于女性,女性患者多发生在绝经期后。尸解发现 90% 的老年人都有不同程度的脑动脉硬化,但并非每个人都表现脑动脉硬化症。

脑动脉硬化的好发部位为:供应头颅动脉的主动脉弓起始部、锁骨下动脉的椎动脉起始部,椎动脉各段,特别是在枕骨大孔区进入颅内的部分,基底动脉的起始段和分叉部,颈总动脉的分叉部、颈动脉窦、颈内动脉的虹吸部、脑底动脉环、大脑(前、中、后)动脉的起始段等。

本病的发生发展系多因素的作用,目前认为内膜细胞反复受损导致内膜增厚是最终发展脑动脉粥样硬化的首要因素。另外,血流动力学,高血压,高血脂,高血糖,吸烟及免疫因素,也都参与了本病的发生与发展。

脑动脉硬化症在中医学属于"中风""不寐""痴呆"等病证范畴。

中医学认为,脑动脉硬化症系元气虚衰,阴血亏损,筋脉失其濡养,或心肾亏损,髓海空虚,脾失健运等原因所致。其病位在心肝脾肾,病性以虚损为本,常夹有瘀痰。治疗上以"虚则补之"为大法,佐以活血养血,化痰除瘀。

脑动脉硬化症的甲诊要点如下。

1. 脑动脉硬化症 示(食)指甲面见一条或多条粗凸条纹变[图3-78 脑动脉硬化症:示(食)指甲面粗凸条纹变]。粗凸条纹见于左手,提示右侧脑动脉有硬化变;粗凸条纹见于右手,提示左侧脑动脉有硬化变;指甲中央见粗凸条纹,提示脑部正中部位血管有硬化变。

2. 脑萎缩

(1)拇指或中指甲面见块状灰白变[图3-79 脑萎缩:拇指甲面块状灰白变]。

(2)中指或示(食)指甲面见较明显、不规则的凹陷型变[图3-80 脑萎缩:中指或示(食)指甲面较明显、不规则的凹陷型变]。

(3)病情越严重,拇指或中指甲色越见苍白变而无血色。

(4)病情越严重,拇指或中指甲面越弯曲变,常成正比。

十八、精神分裂症

精神分裂症是一种常见的病因未完全阐明的精神疾病。临床表现为知觉、思维、情感、行为等多方面障碍及精神活动的不协调。患者一般意识清楚,智能基本正常,但部分患者在疾病过程中可出现认知功能损害。

临床上可区分为以妄想、幻觉及思维被干扰等"阳性"症状为主的急性精神分裂症(其中有的好转康复,一部分逐渐进入慢性状态)和以淡漠、缺乏驱动力、社会性退缩等"阴性"症状为主的慢性精神分裂症。一旦进入慢性状态,病人便很少再能完全康复。

本病多在青壮年起病,病程多迁延,缓慢进展,如不积极治疗可逐渐加重或恶化,有发展为衰退的可能。部分患者可保持痊愈或基本痊愈状态。

精神分裂症是一组病因未明的精神病。以往所注意的病因中,遗传学研究方面所提供的证据最有说服力。此外,环境因素也十分重要,出生时神经系统的损害也是导致疾病的原因,其他如心理因素、生活事件等影响,其影响程度难于确定。目前常分为单纯型、青春型、紧张型、偏执型、未定型等型。也有将急性发病,以阳性症状为主要临床相的称为Ⅰ型精神分裂症;将隐袭起病,以阴性症状为主要临床相的称为Ⅱ型精神分裂症。

精神分裂症相当于中医学"癫病""狂病",属于中医文献中的"花痴""心风""风邪""呆病"等病证范畴。癫狂病名出自于《内经》。《灵枢·癫狂》是论述癫狂病的最早专门篇章。它将其症状描述为:"癫疾始生,先不乐,头重痛,视举目赤,甚作极,已而烦心候之于颜……"狂疾是"病甚则弃衣而走,登高而歌,或至不食数日逾垣上屋"。(《素问·阳明脉解》)。在病因病机方面,《素问·奇病论》载其:"人生而有病巅疾者,……此得之在母腹中时……",提出了本病与遗传因素有关的论点;《内经》还提出了"诸躁狂越皆于火"的火邪致病学说,创制了方剂"生铁落饮"和针灸疗法治疗本病,首创了"与背腧以手按之立快"点穴治疗狂病的方法;《难经》提出了"重阴则癫、重阳则狂"的阴阳失调理论;汉·张仲景在《金匮要略》中指出该病的病因是心虚而血气少;在金·张从正的《儒门事亲》、朱丹溪的《丹溪心法》中,均提出了该病"痰迷心窍"的病因病机学说;明·王肯堂在《证治准绳》中将癫、狂、痫进行明确区分;清·王清任提出了"血瘀"可致癫狂的观点,并认识到该病与脑有密切的关系,创制了"癫狂梦醒汤"治疗该类疾病,并一直沿用至今。

【病因病机】 中医对癫证和狂证的认识植根于阴阳学说。阴阳失调是本病的基本病因病机,故有"重阴者癫,重阳者狂"(《难经》)之说。导致阴阳失调的主要病因是先天禀赋失衡、七情内伤和饮食失节;气郁、痰浊、血瘀、火邪等是导致本病的主要病机;该病的病位在脑,与脏腑心、肝、脾关系密切。

1. 先天禀赋失衡 本病与遗传因素有关系。先天禀赋不足,可致脑失所养;或胎儿在母腹中受惊扰,气机升降失常,阴阳失衡,出生后或受到其他因素的影响,易触发神明逆乱而引发本病。

2. 痰迷心窍 七情内伤可导致气机不畅,肝郁犯脾,痰涎内生;或思虑过度,饮食不节,损伤心脾,脾气不伸,运化无权,而生痰浊。痰气郁结,蒙蔽心窍,或痰随气火,逆乱神明,可致癫狂症。《丹溪心法》说"癫属阴,狂属阳,癫多喜而狂多怒……大多因痰结于胸之间。"《儒门事亲》也阐述了该种观点:"肝,屡谋屡不决,屈无所伸,怨无所泄,心血日涸,脾液不行,痰迷心窍则成风。"

3. 气血失调 清·王清任明确提出了气血凝滞学说,如"癫狂一症,……乃气血凝滞,脑气与脏腑气不相接,如同做梦一样"。七情所伤,气郁渐致血凝,气血凝滞于脑,可致神明逆乱,导致癫狂。气郁日久可致心脾受损,气血亏虚,心神失养,神不守舍,可致癫证。虞抟《医学正传》有"大抵狂为痰火实盛,癫为心血不足,多为求望高遂不得志者有之"的看法。

4. 火热过亢 金·刘完素发挥了《素问·至真要大论》"诸躁狂越,皆属于火"的理论,强调癫狂是由火热过亢而引起,并指出"多喜为癫,多怒为狂。然喜为心志,故心热甚多喜而为癫;怒为肝志,火实克金不能平木,故肝实多怒而为狂""骂詈不避亲疏,喜笑恚怒而为狂,本火热之所生也。"七情损伤,气郁化火,火郁结于内,扰乱脑神;或煎熬津液为痰,痰热壅盛,心窍受阻,而成癫狂。

总之,本病的发生,与七情内伤密切相关,多由所欲不遂或七情过极,导致阴阳失调,痰气上扰,气血凝滞,蒙蔽心窍,神明逆乱,发为癫狂。此外,与先天禀赋、体质强弱亦有密切联系,其中禀赋不足往往是家族性的,故癫狂证患者的家族往往亦有类似病史。本病初发时多属实证,若病延日久,屡发不愈,正气渐衰,则呈虚实并存或以虚为主的病理局面。

【甲诊要点】

1. 拇指或中指甲面见淡紫红变,提示精神分裂症[图 3-81 精神分裂症:拇指甲面淡紫红变]。

2. 指甲见两条横弧形红条变(双红带变),提示狂躁型精神分裂症[图 3-82　狂躁型精神分裂症:指甲见两条横弧形红条变(双红带变)]。

十九、癔症

癔症,又称歇斯底里,是由于明显的心理因素,如生活事件、内心冲突或强烈的情绪体验、暗示或自我暗示等作用于易感个体引起的一组病症。临床主要表现为各种感觉障碍、运动障碍、精神病性症状,或意识改变状态等,而不具有相应的器质性的病理基础。症状具有夸大、做作或带有丰富情感渲染等特点,初次发病多能找到诱发因素,有反复发作的倾向,可由暗示诱发或消失。癔症分为癔症性精神障碍(分离性障碍)、癔症性躯体障碍(转换性障碍)和癔症的特殊表现形式 3 类。

癔症的患病率在我国普通人群中为 3.55‰(1982 年的流行病学调查),国外有关资料报道女性患病率为 3‰~6‰,男性罕见。有研究显示,文化落后地区发病率较高。

本症青壮年期发病多见,首发年龄大多在 20－30 岁。本病多呈发作性急性起病,消失迅速,预后一般良好,60％~80％的患者可在 1 年内自行缓解。少数患者若病程很长,或经常反复发作,或具有明显的癔症性格特征者,治疗比较困难。极个别患者表现为瘫痪或内脏功能障碍,若得不到及时恰当的治疗,病程迁延,可严重影响工作和生活能力。

本病相当于中医学的"脏躁""奔豚气""梅核气""气厥""百合病""失音""暴聋"等多种病证,多属于"郁证"的病证范畴。《金匮要略·妇人杂病脉证治》曰:"妇人脏躁,喜悲伤欲哭,像如神灵所作,数欠伸,……"《金匮要略·奔豚气病脉证治》又曰:"奔豚病,从少腹起,上冲咽喉,发作欲死,复还止,……"《金匮要略·妇人杂病脉证治》亦曰:"妇人咽中如有炙脔。"《活人书》云:"……或塞咽喉如梅核粉絮样,咯不出,咽不下,每发欲死,逆害饮食。"《类证治裁》载:"有饮食照常,但失音不语者,名曰哑风。"巢元方在其《诸病源候论》中云:"夫奔豚气者,肾之积气。起于惊恐、忧思所生。若惊恐则伤神,心藏神也;忧思则伤志,肾藏志也。神志伤动,气积于肾,而气下上游走,如豚之奔,故曰奔豚。其气乘心,若心中涌涌,如事所惊,如人所恐,五脏不定,食饮辄呕,气满胸中,狂痴不定,妄言妄见,此惊恐奔豚之状;若气满支心,心下闷乱,不欲闻人声,休作有时,乍瘥乍极,呼吸短气,手足厥逆,内烦结痛,温温欲呕。此忧思奔豚之状……"《仁斋直指方》谓:"梅核气者,窒碍于咽喉之间,咯之不出,咽之不下,如梅核之状是也……七情气郁,结成痰涎,随气积聚,坚如大块,在腹间;或塞咽喉如梅核、粉絮样,咯之不出,咽之不下,每发欲梦,逆害饮食。……始因恚怒太过,积热蕴隆乃成,厉痰郁结,致斯疾耳。治宜导痰开郁,清热顺气。"其他病证的描述均与癔症相类似。

【病因病机】　本病的病因、病机主要是阴阳失调,气机逆乱,情志失常,五脏神伤。心为十二官之主,心藏神,在志为喜,其声为笑;肝藏魂,在志为怒,其声为呼;肺藏魄,在志为忧,其声为哭;脾藏意,其声为歌;肾藏志(智),在志为恐,其声为呻。若五志过激或七情郁结,损失五脏神情,致使五脏气机紊乱,肝气失于疏泄,脾气失于健运,肺气失于治节,肾气失于化行,心气失于主宰,不仅表现出相应的神情失常,而且表现为一系列气、血、痰、瘀征象。本病虽形质损伤者少见,但病之后期,阴血暗耗,可见一派虚损不足或虚实夹杂之相。病变无规律性亦是本病病机特点之一。

总之。本病的发生由五志过极所致。五志悖逆,内伤脏气,或化火生风,或生痰成瘀,变生诸证。

本病的主要病变在肝、心、脾。因本病临床症状复杂,表现形式多样,故临床上,需根据各自个性特点,阴阳、气血之偏盛偏衰,病机之转化,分辨证候,从本图治。

【甲诊要点】

1. 示(食)指甲面见白环变。

2. 示(食)指甲面见双红带变。〔图 3-83　癔症:双手示(食)指甲半月痕(白环)变及双红带变〕。

二十、眩晕症

眩晕症是最常见临床综合征。眩晕症涉及多种学科,绝大多数人一生中均经历过此症。据统计,眩晕症占内科门诊病人的 5％,占耳鼻咽喉科门诊的 15％。据王新德统计,65 岁以上老人眩晕患病率女性占 57％,男性占 39％。

眩晕症,认为是空间定位觉障碍而产生的一种运动的幻觉或错觉,是患者主观空间定向觉错误,能明确叙述自身转动(自动性)或环境转动(他动性),即称为眩晕。眩晕亦可认为是人与周围环境之空间关系在大脑皮质的反应失真。大多数学者认为,眩晕具有环境或自身的运动幻觉,包括旋转、滚翻、倾倒、摇摆、浮沉等感觉,与头昏、头晕、头重脚轻等感觉不同。严格地来说,头晕包括眩晕,而眩晕不能反过来说成是头晕。

人体维持平衡主要依赖于由前庭系统、视觉、本体感觉组成的平衡三联,前庭系统是维持平衡、感知机体与周围环境相关的主要器官,其末梢是 3 个半规管之壶腹嵴及前庭两个囊斑,分别感受直线及角加速度刺激,冲动通过前庭一级神经元即 Scarpa 神经节传到二级神经元,即位于延髓的前庭神经核,再通过前庭脊髓束、网状脊髓束、内侧纵束、小脑和动眼神经诸核,产生姿势调节反射和前庭-眼反射。大脑的前庭代表区为颞上回听区的后上半部、颞顶交界岛叶的上部。从末梢感受器到大脑前庭中枢的整个神经通路,称为前庭运动系统,将头动驱使内淋巴流动的机械能转换成控制体位、姿势或眼动的神经冲动,故每个前庭毛细胞等于一个小型换能器。本系统病变或受刺激不能实现机械能到生物电能的转换则引起眩晕。

视觉、本体觉也是平衡三联的组成部分,不仅本身负有传送平衡信息的作用,而且与前庭系统在解剖和生理上有密切联系,此两系统引起眩晕的程度轻、时间短,常被视觉、本体觉障碍症状所掩盖。三种定位感觉之一受损,发出异常冲动均可引起眩晕。最常见的是前庭功能紊乱,所输入的信息下代表其真实的空间位置,与另两个平衡感受器输入的信息发生矛盾。平衡皮质下中枢可能在前庭神经核平面,其综合的空间定位信息与原先输入中枢的信息迥异,皮质下中枢不能自动调节便反映到大脑,大脑则感到空间定位失误而产生眩晕。从心理生理机制角度看在发育过程中人体逐渐将身体各部的关系协调起来,能察觉躯体所占的空间,Brain 将此感觉整合结构定名为躯体图,人体周围空间结构定名为环境图,人体运动过程中此两者同时改变,故运动时能识别周围景物。当前庭系统障碍,感觉信息不完整时,自身运动误认为是周围物体运动,或周围物体运动误认为是自身运动,此种躯体图的领悟障碍可视作定位障碍的心理生理学基础。随着时间的推移及前庭中枢的代偿,尽管两侧前庭功能仍不对称,这种"不熟悉"的信息逐渐被接纳,转变为"熟悉"的信息,使异常空间定位信息转变为寻常空间定位信息纳入存储过程,则平衡功能恢复,眩晕消失。故前庭受损后,通过前庭训练恢复平衡,也称为习服治疗。

眩晕是目眩和晕的总称,以眼花、视物不清和昏暗发黑为眩;以视物昏花旋转,或如天旋地转不能站立为晕。因两者常同时并见,故称眩晕。因眩晕常伴有发热头痛、耳聋耳鸣、恶心呕吐、面红目赤、心悸汗出、肢体震颤等症状,故在历代中医学文献中有"头眩""掉眩""眩冒""冒眩""癫眩""风眩""头晕""眩运"等记载,自清代以后才统一称为"眩晕"。

【病因病机】《素问·至真要大论》曰:"诸风掉眩,皆属于肝。"《灵枢·口问》云:"上气不足,脑为之不满,耳为之苦鸣,头为之苦倾,目为之眩。"《素问·六元正纪大论》云:"木郁之发……甚则耳鸣眩转。"在《灵枢》提出了脑髓病因学说,如《灵枢·海论》谓:"脑为髓之海,其输上在于其盖,下为风府。……髓海不足,则脑转耳鸣,胫酸眩冒,目无所见,懈怠安卧。"汉·张仲景提出了气血两虚学说,如《伤寒论》说:"太阳病发汗,汗出不解,其人仍发汗,心下悸,头眩,身瞤动,振振欲擗地者。"金元时代的刘完素提出了风火学说,如在《素问·玄机原病式·五运主病》中云:"风火皆属阳,多为兼化;阳主乎动,两动相搏,则为之旋转。"朱丹溪提出七情和痰致眩晕学说,如《丹溪心法·头眩》谓:"头眩,痰挟气虚并火""又或七情,郁而生痰动火,随气上逆,此七情至虚而眩晕也。"明、清时代,对眩晕的认识日臻完善,如徐春甫《古今医统大全·眩运门》提出"四气乘虚",四气指风、寒、暑、湿,虚指气虚、血虚、阳虚。"七情郁而生痰动火""淫欲过度,肾家不能纳气归元"等以虚实分论的致病学说。虞抟提出血瘀致眩的论点,如在《医学正传·卷四·眩运》中说:"外有因坠损而眩运者,胸中有死血迷闭心窍而然。"上述几种发病原因,临床多是兼夹为患,而较少单一致病。如风痰上扰、痰浊中阻、气虚夹痰等。若进一步发展,又可见肝阳上亢、肝郁化火、肾虚肝热等。

然现代中医学家认为,眩晕病证的发生,大都与脑病有关。脑为髓海,髓海失于精血荣养,脑则不充而神疲;湿痰风火上扰,清窍被蒙则致昏。因此,眩晕一证不外虚、实两端,然中老年患者多属虚证或虚中夹实证。

这些病机病证,可作为辨证求因、审因论治的依据,这也是必须要明白和掌握的。

【甲诊要点】　十指指甲均见苍白变(图3-84　眩晕症:十指甲苍白变)。

二十一、神经衰弱

神经衰弱,指在长期的情绪紧张和压力下产生的精神活动能力减弱。主要临床特征是精神易兴奋和易疲劳,常伴有烦恼及躯体性症状的主诉。需要指出的是这些症状的出现,不能归因于躯体疾病、脑器质性疾病。病程迁延、波动,常易复发。在我国目前还有此诊断名称,而美国和其他一些西方国家已经废弃此诊断,取而代之的是"慢性疲劳综合征(CFS)"。

我国流行病调查资料显示,在 15-19 岁居民中神经衰弱患病率为 13.03%,居各类神经症之首,占全部神经症的 58.7%。

【西医学病因病理】 目前大多数学者支持心理社会因素在神经衰弱发生中的重要作用。如过重的社会压力,超出病人实际潜能,均会促使本病的发生。另外,负性的情绪,如两地分居的长期存在将会到压抑、怨恨、委屈而易患神经衰弱。心理社会因素如何导致本病的机制不明。

本病相当于中医学"神劳",属于中医文献"心劳"等病证范畴。《内经》中谈到了该病的病因、病机,如《灵枢·小针解》曰:"神者,正气也,神寓于气,气以化神,气盛则神旺,气衰则神病。"《灵枢·本神论》云:"怵惕思虑者伤神。"《诸病源候论·虚劳病诸候》谓:"心劳者,忽忽喜忘。"《景岳全书·不寐》中描述了该病的病机及症状:"无邪而不寐,必营气不足也。主血,血无以养心,心虚则神不守舍,故或惊惕,或为恐畏,或若有所系恋,或无因而偏多妄思,以致终夜不寐,及忽寐忽醒,而为神魂不安等症。"

【中医学病因病机】 本病多由长期精神紧张,情志抑郁,致使脏腑功能下降,精气化源不足,脑神亏虚。正如《灵枢·大惑论》所曰:"人之善忘者,何气使然?岐伯曰:上气不足,下气有余,肠胃实而心肺虚,虚则营卫留于下,久之不以时上,故善忘也。"《景岳全书·不寐》亦云:"凡人以劳倦思虑太过者,必致血液耗亡,神魂无主,所以不眠";或由脏腑不运,纵生痰火,气机逆乱,上扰神明,正如《景岳全书》所言"痰火扰乱,心神不宁"等,均可导致本病的发生。

本病主要病机:一是郁怒伤肝,肝失条达,气失疏泄;或郁久化火扰神;或炼液成痰扰神;或日久伤阴,阴虚精亏,脑神失养。

二是思虑抑郁,劳伤心脾,气血亏耗,心神四肢百骸失养;或日久伤阴,心肾失养,虚火扰神。

总之,本病多因七情所伤,劳逸失调,病后失养,房劳过度等,致使脏腑阴阳气血失调,从而产生一系列综合征。

【甲诊要点】

1. 甲型较大,多为长甲型;甲色苍白变。

2. 甲根半月痕(白环)较小,或无半月痕(白环)[图3-85　神经衰弱:甲型较大、较长;甲色苍白变;半月痕(白环)较小或无]。

二十二、头痛

头痛,是指从前额向上、向后至枕部(相当头皮区域)的疼痛。临床上的病因各不相同,尤以五官疾病所致的颅部疼痛为多见。头痛是众多疾病常有的症状之一,然而大多数的头痛并无特异性,如急性传染病所致的头痛,常随原发病的好转或痊愈而消失。少数头痛性疾病,如偏头痛、三叉神经痛等,因其临床特殊表现而有诊断意义。

大多数头痛是由于头颅的疼痛感受器受到某种致病因素(物理性或化学性)的刺激,产生异常神经冲动,经痛觉传导通路到大脑皮质,进行分析,产生痛觉(精神性头痛纯系病人的主观体验,属例外情况)。头颅的各种组织结构因含痛觉感受器的多少和性质不同,导致有些组织对疼痛敏感,有些组织则不敏感。

头痛在中医学属于"偏头痛""头巅痛""头风痛""头项痛""后头痛""前头痛"等病证范畴。

【病因病机】　头为"诸阳之会""清阳之府",五脏精华之血,六腑清阳之气,皆上注于头,若气血充盈,阴阳升降如常,外无非时之感,焉有头痛之疾。若六淫之邪外袭,或直犯清窍;或循经络上干;或痰浊、瘀血痹阻经脉,致使经气壅遏不行;或气虚清阳不升;或血虚经脉失养;或肾阴不足,肝阳偏亢;或情志怫郁,郁而化火,均可导致头痛的发生,其病因虽多,均之不出外感、内伤外伤等因素。

1. 六淫外袭　起居不慎,风寒湿热之邪外袭,均可导致头痛。《素问·太阴阳明论》曰:"伤于风者,上先受之。"故头痛以风邪所致者,最为多见。且风为百病之长,多夹时气为患,若风寒袭表,寒凝血涩,则头痛而恶寒战栗;风热上犯清窍,则头痛而身热烦心;风湿袭表,上蒙清阳,则头痛而重;若湿邪中阻,清阳不升,浊阴不降,亦可引起头痛。

2. 内伤不足　"脑为髓之海",主要依赖肝肾精血濡养及脾胃运化水谷精微,输布气血上充于脑,故内伤头痛,其发病原因,与肝、脾、肾三脏有关。因于肝者,一为情志所伤,肝失疏泄,郁而化火,上扰清窍,而为头痛;一为火盛伤阴,肝失濡养,或肾水不足,水不涵木,导致肝肾阴亏,肝阳上亢,上扰清窍而致头痛。因于肾者,多由禀赋不足,肾精久亏,脑髓空虚而致头痛。亦可阴损及阳,肾阳衰微,清阳不展,而为头痛。因于脾者,多系饥饱劳倦,或病后、产后体虚,脾胃虚弱,生化不足;或失血之后,营血亏虚,不能上荣于脑髓脉络而致头痛。或饮食不节,嗜酒肥甘,脾失健运,痰湿内生,上蒙清窍,阻遏清阳而致头痛。凡头痛经久不愈、痛如锥如刺者,则因久病入络,血瘀络痹之故。

3. 外伤血瘀　外伤跌仆,久病入络,气滞血瘀,脉络瘀阻,不通则痛,每易致头痛。

【甲诊要点】

1. 风湿性头痛

(1)示(食)指甲见 1～2 条横行、凹陷条变,甲色较苍老,无光泽[图 3-86　风湿性头痛:示(食)指甲横行变、凹陷条变,甲色苍老变、无光泽变]。

(2)示(食)指甲皮囊处见数粒小疹子变[图 3-87　风湿性头痛:示(食)指甲皮囊数粒小疹子变]。

(3)示(食)指皮带边缘见石灰样变[图 3-88　风湿性头痛:示(食)指甲皮带边缘石灰样变]。

2. 实质性炎症性头痛

(1)示(食)指甲见弯曲变或见凹陷点变[图3-89 实质性炎症性头痛:示(食)指甲弯曲变、凹陷点变],色暗红或普通常色。色红,提示活动性病变;普通常色,提示稳定性病变。

(2)左手示(食)指出现甲征,提示左侧头痛;右手示(食)指出现甲征,提示右侧头痛。

3. 实质性局限性充血所致的头痛 示(食)指甲见一块较明显红斑变,形态复杂[图3-90 实质性局限性充血所致的头痛:示(食)指甲明显红斑变]。

二十三、偏头痛

偏头痛是一种临床常见的慢性神经血管性疾患,临床以一侧或双侧颞部阵发性、搏动性的跳痛、胀痛或钻痛为特点,可伴有视幻觉、畏光、偏盲、恶心呕吐等血管自主神经功能紊乱症状。其特征是发作性的,多为偏侧、中重度、搏动样头痛,一般持续4～72小时,可伴有恶心、呕吐,光、声或活动可加重头痛症状,安静环境中休息则可得到缓解,在头痛发生前或发作时可伴有神经、精神功能障碍。

偏头痛是一种常见病、多发病,多起于青春期,其发病与年龄、地域、季节均有关。各国报道的偏头痛年患病率,女性为3.3%～32.6%,男性为0.7%～16.1%。偏头痛可发生于任何年龄,多首发于青春期,青春期前男女相差不大。青春期后,女性患病率增高远较男性为著,40岁前后达到高峰。偏头痛对生活质量的影响很大,超过1/2的患者的头痛会影响工作或学习,甚至缺工或缺课。除疾病本身可造成损害外,有多项基于大宗人群的研究结果提示,偏头痛是脑卒中的一项独立危险因素。

西医学认为,偏头痛的发作可与多种因素有关,包括各种理化因素、精神因素及体内激素水平变化等。偏头痛有明显的家族聚集性,4q21～q28.10q22等位点已被证明与偏头痛存在肯定联系,但仍需进一步研究。偏头痛的发作常有诱因存在,且常为多重诱因。

迄今为止,对偏头痛发病机制比较统一的学说认为,偏头痛作为一种不稳定性的三叉神经-血管反射,伴有疼痛控制通路的节段性缺陷,使得从三叉神经脊核束的过量放电及对三叉丘脑束或皮质延髓束的过量传入神经冲动发生应答,最终引起脑干与颅内血管发生相互作用。偏头痛发作可能由于多种诱发因素,如紧张、情绪改变、声、光、噪声或气体等传入刺激通过皮质和下丘脑触发,脑干的蓝斑被激活,去甲肾上腺能递质增加,引起脑皮质血流减少而表现先兆的神经缺损症状。

本病属于中医学"头风""脑风""偏头痛""厥头痛"等病证范畴。

【病因病机】　中医学认为,偏头痛多属内伤头痛。头为清阳之府,三阳经脉均循于头面,厥阴肝经与督脉会于巅顶,五脏六腑之阴精、阳气皆上奉于头,故凡经络脏腑之病变皆可发生头痛;若风寒湿热之邪外袭,或痰浊、瘀血阻滞,致使经气逆上,经气上干于清道,不得运行,则壅遏而痛。

1. 肝郁气滞,上扰清窍　因于肝者,盖肝体阴用阳,内藏相火,若见于青春期或女性月经期,则情志不舒,肝气不畅,气机阻滞,或气郁日久化火,循经上扰清窍,发为本病。素体肝肾阴亏,阴不制阳,以致肝阳升动太过,上扰清窍,亦可致偏头痛。

2. 脾失健运,脑脉失养　脾主运化,若饮食不节,劳倦内伤,致脾失健运,津液失布而化为痰湿,痰浊上扰,则清窍不利,清阳阻遏而发为本病。脾胃虚弱,气血生化乏源,气血不足,中气虚少,清阳不升,浊阴不降,上气不足;血主濡之,血虚不足以养脑髓,脑脉失养,亦可致偏头痛。

3. 肾精亏虚,髓海不足　肾藏精生髓,脑为髓之海,肾阴不足,水不涵木,则肝木失养,虚风内动;肾精不足,则髓海空虚,脑脉不充,而发作偏头痛。

4. 外伤入络,气血瘀滞　因于外伤,或本病反复发作,久痛入络,气机阻滞,血行不畅而产生血瘀,瘀血阻络,气血不通,亦为本病发病的重要病因。

综上所述,本病多因风、火、痰、瘀及肝、脾、肾等脏腑功能失调,复感外邪而诱发。临床见之多虚实夹杂,本虚标实,上实下虚。发作期以实证为主,缓解期虚实并存。

【甲诊要点】　拇指甲面见小点状凹陷变(图 3-91　偏头痛:拇指甲小点状凹陷变)。

二十四、原发性失眠

原发性失眠(PI)是指排除由其他精神疾患、身体疾病、药物滥用或其他特定的睡眠疾患所引发的一类睡眠障碍,包括心理生理性失眠、睡眠状态感知不良和特发性失眠。

西医学认为,原发性失眠的产生主要与过度觉醒、昼夜节律紊乱及内环境紊乱有关。西医学认为本病病因可能与下列几种因素相关:①生活事件与应激;②认知、应对方式与人格;③遗传等。

近几十年来,关于原发性失眠的病因及发病机制研究多集中在心理社会因素与过度觉醒机制上。过度觉醒包括躯体、认知及皮质的觉醒。躯体的觉醒反映在心率、皮电及下丘脑-垂体-肾上腺轴(HPA 轴)的激活;认知反映在对睡眠的过度关注、事件相关电位(EPRs)相关参数改变;皮质觉醒主要与睡眠期间脑电图(EEG)结合神经影像学观察到的脑功能改变有关,并涉及定量脑电图(EEG,QEEG)与循环交替模式(CAP)等相关参数的改变。

根据有关研究,原发性失眠占失眠总数的 15%～30%。随着生活压力的增大,社会竞争的日益加剧,人们承受的生理、心理压力越来越大,失眠的发生率逐年攀升。长期失眠不仅严重影响了人们的身体健康,降低人们的生活质量,还可以导致学习、记忆能力的下降,严重者可导致精神障碍。因此,原发性失眠已成为一个全球关注的疾病并越来越受到人们的重视。

原发性失眠属于中医学"不寐"的病证范畴。

【病因病机】　中医学认为,不寐与心、脾、肝、肾关系最为密切,其病因主要为饮食不节,情志失常,劳倦、思虑过度及病后、年迈体虚等因素。病理变化总属阳不入阴,阴阳失交。邪扰心神或心神失养而导致阳不交阴或神不守舍而发生不寐。

1. 情志不遂,肝火扰心　情志内伤,肝郁不舒,郁而化火,肝火扰动心神;或素体肝阴不足,肝阳上亢,扰动神明而不寐。

2. 胃中不和,夜卧不安　暴饮暴食,脾胃受伤;或宿食停滞、酿成热痰,壅遏中焦;痰热上扰,胃气不和,则夜卧不安。故《素问·逆调论》曰:"胃不和则卧不安。"

3. 思虑劳倦太过,伤及心脾　心伤则心血暗耗,心血亏虚神不守舍;脾伤则生化乏源,营血亏少,不能上奉于心,心失所养而心神不宁。故《景岳全书·不寐》云:"劳倦、思虑太过者,必致血液耗亡,神魂无主,所以不眠。"

4. 肾精亏虚,心肾不交　素体肾亏或久病肾虚,肾水不足不能上济于心,水不济火,心肾不交,心神不宁而不得寐。正如《景岳全书·不寐》所曰:"真阴精血不足,阴阳不交,而神有不安其室耳。"

5. 心虚胆怯,心神不宁　心胆气虚,暴受惊骇,情绪紧张善惊易恐,惊恐伤神,心虚不宁而寐不安。正如《沈氏尊生书·不寐》谓:"心胆惧怯,触事易惊,梦多不详,虚烦不眠。"

不寐之证,虚实兼有,以虚者为多。若肝郁化火,或痰热内扰,神不安宅者以实证为主。心脾两虚,气血不足,或由心胆气虚,或由心肾不交,水火不济,心神失养,神不安宁,多属虚证,但久病可表现为虚实兼夹,或为瘀血所致。

【甲诊要点】

1. 指甲中央见条状凹陷,条宽1～2mm,称为"中条状凹变"。

2. 十指甲见白环(半月痕)。

3. 示(食)指甲见白斑变、白环淡紫色变、倒刺变等。

4. 示(食)指甲弯曲。

5. 示(食)指甲皮囊肿胀、甲根凹凸变[图3-92 原发性失眠：示(食)指中条状凹变,指甲弯曲变,皮囊肿胀变,甲根凹凸变;十指甲白环变]。

二十五、急性脑血管病

急性脑血管病是由于各种血管性原因引起的一种非外伤性脑局部血液循环障碍,出现局灶性神经损害的一组疾病。又称为脑卒中、中风。

急性脑血管病,在临床上根据病因、病理不同分为出血性和缺血性两大类。常见的病类有脑出血、蛛网膜下腔出血、短暂性脑缺血发作、动脉硬化性脑梗死、心源性脑梗死等,尚有腔隙性脑梗死、分水岭性脑梗死、出血性脑梗死及混合性中风等病类。临床上又常将各种动脉血栓性梗死统称为脑梗死,而脑梗死约占急性脑血管病中的60%以上,脑出血占全部脑卒中的20%～30%。

急性脑血管病其发病率、致残率、病死率、复发率都很高,2008年中国卫生部公布的数据称,脑血管病成为我国城乡居民死亡的第一顺位病因。中国1986—1990年对全国七大城市600余万人口脑血管病年发病率调查,年发病率平均215.8/10万人口,5年卒中复发率26%。新发卒中的病死率为15%～60%,存活患者的致残率为70%～80%,生活不能自理者占42%,给家庭和社会造成沉重的负担。

本病临床表现特点：一是起病急骤,往往在瞬间、数分钟、数小时,至多1～2日内脑部损害症状即达到高峰;二是脑部受损症状的局灶性。表现为头痛头晕、意识障碍等全脑症状,与偏瘫、失语等局灶症状。症状差异极大,决定于脑部受损血管的部位、大小、程度,侧支循环等因素。

急性脑血管病归属于中医学"中风""暴厥""薄厥""偏枯""卒

中""半身不遂"等病证范畴;当今所称之中风则定义为:"中风病是在气血内虚的基础上,因劳倦内伤、忧思恼怒、饮食不节等诱因,引起脏腑阴阳失调,气血逆乱,直冲犯脑,导致脑脉痹阻或血溢脑脉之外;临床以突然昏仆,半身不遂,口舌歪斜,言语謇涩或不语,偏身麻木为主症;或以突发眩晕,或视一为二,或言语不清,或不识事物及亲人,或步履不稳,或偏身疼痛,或肢体抖动不止等为主要表现,或兼见其中一两个症状但较轻者;具有起病急,变化快的特点;为多发于中老年人的一种常见病。是一组以急性起病,局灶性或弥漫性脑功能缺失为共同特征的脑血管疾病。从病理上分为缺血中风和出血中风两种。"在CCD(TCD)编码中,中西医一致。

【病因病机】 中医学认为,中风的发生,唐宋以前多以内虚邪中立论,唐宋以后多以内风立论;今认为大多是由于正气虚弱,肝风内动,与心肝脾肾脏腑阴阳失调有关,加以忧思恼怒,或嗜酒饱食,或房室劳累,或外邪侵袭等诱因下,致气血运行受阻,肌肤筋脉失于濡养,或致阴亏于下,阳浮于上,肝阳暴涨,阳化风动,血随气逆,夹痰夹火,横窜经隧,上冲于脑,蒙蔽清窍而猝然昏仆、半身不遂诸症而发病。

1. 阴损及阳,阴阳两虚 "年四十而阴气自半,起居衰矣"。年老体弱,或久病气血亏损,元气耗伤,脑脉失养。气虚则运血无力,血流不畅,而致脑脉瘀滞不通;阴血亏虚则阴不制阳,内风动越,挟痰浊、瘀血上扰清窍,突发本病。正如《景岳全书·非风》所曰:"卒倒多由昏愦,本皆内伤积损颓败而然。"

2. 阴血亏虚,肝风内动 "阳气者,烦劳则张"。烦劳过度,易使阳气升张,引动风阳,内风旋动,则气火俱浮,或兼挟痰浊、瘀血上壅清窍。因肝阳暴涨,血气上壅骤然而中风者,病情多重。

3. 脾失健运,痰浊内生 过食肥甘醇酒,致使脾胃受伤,脾失运化,痰浊内生,郁久化热,痰热互结,壅滞经脉,上蒙清窍;或素体肝旺,气机郁结,克伐脾土,痰浊内生;或肝郁化火,烁津成痰,痰郁互结,挟风阳之邪,窜扰经脉,发为本病。此即《丹溪心法·中风》所谓"湿土生痰,痰生热,热生风也"。

4. 五志所伤,情志过极　七情失调,肝失条达,气机郁滞,血行不畅,瘀结脑脉;暴怒伤肝则肝阳暴涨,或心火暴盛,风火相煽,血随气逆,上冲犯脑。凡此种种,均易引起气血逆乱,上扰脑窍而发为中风。

另外,部分学者认为中风病有因外邪侵袭而引发者,如风邪乘虚入中经络,气血痹阻,肌肉筋脉失于濡养;或外因引动痰湿,痹阻经络,而致㖞僻不遂,此即古人所谓"真中"。近年痰瘀为患、痰瘀互结,内生邪毒的机制引起医家的重视。

本病常见的诱因为气候骤变,烦劳过度,情志相激,跌仆努力等。

综观本病,由于患者脏腑功能失调,或气血素虚,加之劳倦内伤,忧思恼怒,饮酒饱食、用力过度,而致瘀血阻滞、痰热内蕴,或阳化风动,血随气逆,导致脑脉痹阻或血溢脑脉之外,引起昏仆不遂,发为中风。其病位在脑,与心、肾、肝、脾密切相关。其病机概而论之有虚(阴虚、气虚)、火(肝火、心火)、风(肝风、外风)、痰(风痰、湿痰)、气(气逆)、血(血瘀)六端,此六端多在一定条件下相互影响,相互作用。病变多为本虚标实,上盛下虚;在本为肝肾阴虚,气血衰少,在标为风火相扇,痰湿壅盛,瘀血阻滞,气血逆乱;而其基本病机为气血逆乱,上犯于脑。

【甲诊要点】

1. 脑血栓形成　拇指甲见暗紫色斑点变或斑块变(图3-93脑血栓形成:拇指甲暗紫色斑点、块变)。

2. 脑出血　拇指甲见片状红斑变(图3-94　脑出血:拇指甲片状红斑变)。

二十六、慢性肾小球肾炎

慢性肾小球肾炎(简称慢性肾炎)是由多种原因、多种病理类型组成的原发于肾小球的一组免疫性疾病。临床特点是起病隐匿，病程冗长，可以有一段时间的无症状期，尿常规检查有不同程度的蛋白尿、血尿及管型尿，大多数患者有程度不等的水肿、高血压，后期可见肾功能损害。本病常呈缓慢进展性，治疗困难，预后较差。病情逐渐发展，至慢性肾炎晚期，由于肾单位不断地毁损，剩余的肾单位越来越少，纤维组织增生、肾萎缩，最终导致慢性肾衰竭。从疾病早期演变至终末期肾衰竭阶段，可长达数十年之久。在美国和欧洲，慢性肾炎是导致终末期肾病（ESRD）排位第三的病因。在我国，慢性肾炎是引起 ESRD 的主要疾病。

慢性肾炎属于中医学的"水肿""尿浊""尿血""腰痛""头痛""眩晕""虚劳""慢肾风"等病证范畴。

【病因病机】　慢性肾炎临床以水肿、眩晕、蛋白尿、血尿等为主要表现，尽管临床表现不尽相同，但就其疾病演变过程分析，均有其共同的病因病机特点。

脏腑虚损是慢性肾炎的病理基础。饮食失调，劳倦太过，伤及脾胃；生育不节，房劳过度，肾精亏耗。临床中脾肾虚弱致病者相当常见，脾虚而后天之本不充，日久及肾，肾虚温煦滋养失职，必脾气匮乏，两者常相互为患，不能截然分开。外邪侵袭是其主要诱发因素。外感之邪伤及脏腑，以致肺、脾、肾三脏功能失调，水液代谢紊乱。如风邪外袭，肺失通调；湿毒浸淫，内归脾肺；水湿浸渍，脾气受困；湿热内盛，三焦壅滞等。大多数患者在病程及治疗中常因外感而使疾病反复或加重。

综上所述，无论外邪伤及脏腑或脏腑本身的虚损，均可致肺脾肾三脏功能障碍。若肺不通调，脾不转输，肾失开阖，则可致膀胱气化无权，三焦水道不通，水液代谢障碍而发生水肿；脾主运化，肾主藏精，若脾失运化，肾失封藏，则精微下注，而成蛋白尿；脾失健运则水湿停聚，郁化为热，湿热伤及肾络，或肾阴不足，虚热内扰，肾络受损则出现血尿；肾阴亏耗，水不涵木，肝阳上亢而出现眩晕。水湿、湿热、瘀血是慢性肾炎的主要病理产物，其阻滞气机可加重水肿、蛋白尿、血尿,并使病情迁延不愈。若病情进一步发展,可见气急喘促不能平卧,甚至尿闭、下血,提示病情危重;久病正气衰竭,浊邪上犯,肝风内动,则预后不良,容易出现脱证。

慢性肾炎病程日久,病机错综复杂,每呈本虚标实,虚实互见,寒热错杂之证,本虚之源在肺、脾、肾,尤以脾肾虚损为著,标实以水湿、湿热、瘀血;风邪为多。

【甲诊要点】

1. 小指见皮囊红肿变。

2. 小指皮囊呈咖啡色变、肿胀变。

3. 小指见白环(半月痕)变。

4. 小指头肥大变、甲薄根小变、甲色苍白变(图3-95 慢性肾小球肾炎:小指皮囊咖啡色变、肿胀变,白环变,甲薄根小变、甲色苍白变)。

二十七、尿路感染

尿路感染是指病原微生物(主要是细菌)侵犯尿路黏膜或组织引起的尿路炎症,是肾、输尿管、膀胱和尿道等泌尿系统各个部位感染的总称。由于感染发生的部位不同,尿路感染可分为上尿路感染(主要是肾盂肾炎)和下尿路感染(主要是膀胱炎)。根据有无尿路功能或解剖上的异常,还可分为复杂性尿路感染和非复杂性尿路感染。如严重尿路感染细菌入血导致全身炎症反应综合征,则可发展为尿脓毒血症。

尿路感染临床主要表现为尿频、尿急、尿痛,严重者可有腰痛,恶寒、发热等表现。亦有少数患者无临床症状而仅靠实验室检查而确诊。

尿路感染主要是由细菌感染引起的泌尿系统炎症,任何细菌侵入尿路均可引起尿路感染,但最常见的致病菌是肠道革兰阴性杆菌,其中以大肠埃希菌为最多见,占急性尿路感染的$80\%\sim90\%$,其他依次为变形杆菌、克雷伯杆菌、产气杆菌、产碱杆菌、粪链球菌、铜绿假单胞菌和葡萄球菌。大肠埃希菌最常见于无症状细菌尿、非复杂性尿路感染,或首次发生的尿路感染。而变形杆菌、克雷伯杆菌、产气杆菌、产碱杆菌、粪链球菌、铜绿假单胞菌则常见于复杂性尿路感染、反复发作的尿路感染和医源性感染(常于尿路器械检查后发现)。其中铜绿假单胞菌尤常发生于尿路器械检查后;变形杆菌尤常见于尿石症患者;金黄色葡萄球菌则常见于败血症等血源性感染。至于凝固酶阴性的葡萄球菌(柠檬色和白色葡萄球菌)多见于性生活活跃期妇女。致病菌多为一种,偶也可为两种以上细菌混合感染,多见于长期使用抗生素治疗后、尿器械检查后及长期停留导尿管的患者。厌氧菌感染罕见,多发生于复杂性尿路感染、留置导尿管、肾移植及自身抵抗力极差的患者。真菌感染偶见于免疫力低下和糖尿病的患者。在特殊的情况下,某些病毒和衣原体亦可引起感染。

尿路感染属于中医学的"淋证""腰痛"等病证范畴。

【病因病机】 中医学认为,淋证的病因与饮食不节、外感病邪、情志失调、劳倦过度等因素有关,上述病因可导致湿热壅结膀胱,膀胱气化不利;或肝失疏泄,膀胱气化不利;或脾肾亏虚,膀胱气化无权,故导致淋证。其病理基础是膀胱气化失调,其发病以脾虚、肾虚为主,气滞、湿热为标。

1. **膀胱湿热** 多食辛热肥甘之品,或嗜酒太过,酿成湿热;或下阴不洁,秽浊之邪侵入膀胱,酿成湿热;或外感风寒湿邪入里化热,下注膀胱;或病属它脏传入,如心移热于小肠,致分清泌浊功能紊乱而传入膀胱,肝胆湿热下注,或胃肠积热等传入膀胱;或七情郁结,房劳过度,精竭火动,相火偏亢,湿热蕴结于膀胱,气化失司,水道不利,故发为淋证。

2. **脾肾亏虚** 年老体衰脾肾不足;或因消渴、水肿等病伤及脾肾;或疲劳过度、房事不节等原因耗伤脾肾;或热淋病延日久,耗气伤阴,均可导致脾肾亏虚,脾失健运,中气不足,气虚下陷,肾气不固,膀胱气化失司,故发为淋证。

3. 肾阴亏耗　淋病日久,伤及肾阴;或月经、妊娠、产褥、房劳等因素耗伤肾阴;或渗湿利尿太过,伤及肾阴,阴虚而湿热留恋,膀胱气化不利,故发为淋证。

4. 肝郁气滞　少腹乃是厥阴肝经循行之处,情志怫郁,肝失条达,气机郁结,水道通调受阻,疏泄不利,膀胱气化不利,亦发为淋证而见小便涩滞,淋沥不宣,少腹满痛。

总之,本病多因膀胱湿热、脾肾两虚、肾阴亏耗、肝郁气滞等导致膀胱气化不利而小便频急涩痛。若湿热之邪犯于肾可见腰痛。湿热内盛、正邪相争可见寒热起伏、口苦、呕恶,热伤血络可见血尿。一般来说,淋证初起,多较易治愈。但若湿热毒盛,弥漫三焦或内犯营血,也可导致癃闭、喘促、昏迷甚至厥脱等严重变证。淋证日久不愈或反复发作,则可转为劳淋。

【甲诊要点】

1. 膀胱炎

(1)小指甲红斑变,甲周围淡红变;皮囊棕黑色变(图 3-96 膀胱炎:小指甲红斑变,甲周淡红变;皮囊棕黑色变)。

(2)小指甲链条变(图 3-97　慢性膀胱炎:小指甲链条变,提示膀胱炎症常反复发作,一时难愈)。

2. 慢性肾盂肾炎

(1)小指甲见白环(半月痕)变,十指白环(半月痕)常由大至小依次排列[图 3-98　慢性肾盂肾炎:小指甲白环(半月痕)变,十指白环(半月痕)由大至小依次排列]。

①病变处于潜伏期:小指甲皮见粘连变,皮囊无色素沉着变(图 3-99　慢性肾盂肾炎潜伏期:小指甲粘连变,皮囊无色素沉着变)。

②病变处于发作期:小指甲皮见分离变或皮带双层变,皮囊部见色素沉着变(图 3-100　慢性肾盂肾炎发作期:小指甲分离变,皮囊色素沉着变),并提示合并肾下垂、血小板减少症、贫血等。

（2）小指甲色灰白变，并有光泽变；小指皮带较小变；十指甲皮分离变；大部分患者不见白环（半月痕）变[图 3-101　慢性肾盂肾炎反复发作：小指甲色灰白变、光泽变，小指皮带较小变；十指甲皮分离变；无白环（半月痕）变]，提示症状反复发作，难以治愈。

（3）小指甲根红斑变；小指皮囊肿胀变、咖啡色变，提示慢性肾盂肾炎（图 3-102　慢性肾盂肾炎：小指甲根红斑变；小指皮囊肿胀变、咖啡色变）。若左手环（无名）指根见一占指甲面积约 1/3 大小，边缘模糊的红色斑块变[图 3-103　慢性肾盂肾炎合并血尿：左手环（无名）指根占指甲面积约 1/3 大小，边缘模糊的红斑变]，提示慢性肾盂肾炎合并血尿。

（4）小指甲根见灰色变或苍白变或见红斑块变，提示慢性肾盂肾炎。若右手环（无名）指的甲根见一占指甲面积约 1/3 大小、边缘模糊的红斑块变[图 3-104　慢性肾盂肾炎合并腰痛：右手环（无名）指根占指甲面积约 1/3 大小，边缘模糊的红斑变]，提示肾盂肾炎合并腰痛。

（5）小指甲色肤色变，或淡黄变或尸色变；小指甲宽大、扁平变，甲面栅栏状变；甲皮粘连变；十指均见肿胀变[图 3-105　慢性肾盂肾炎合并肾衰竭（尿毒症）：小指甲色肤色变，或淡黄变或尸色变；小指甲宽大、扁平变，甲面栅栏状变；甲皮粘连变；十指肿胀变]，提示慢性肾盂肾炎合并肾衰竭（尿毒症）。

二十八、糖尿病

糖尿病是由遗传、环境、免疫等因素引起的，以慢性高血糖及其并发症为特征的代谢性疾病。糖尿病的基本病理生理为相对或绝对胰岛素不足所引起的代谢紊乱，涉及糖、蛋白质、脂肪、水及电解质等多种代谢。最典型的表现为"三多一少"综合征，即多饮、多尿、多食和体重减轻（或相对减轻）。尽管各种类型糖尿病出现上述四种主要表现的时间和顺序可能不同，但在各种糖尿病的自然进程中迟早会出现。

根据国际糖尿病联盟(IDF)统计,目前糖尿病患者已达2.85亿,估计到2030年全球将近有近5亿人罹患糖尿病。世界上糖尿病人数占前三位的国家依次为印度、中国和美国。2007—2008年,在中华医学会糖尿病学会(CDS)组织下,全国14个省市进行了糖尿病流行病学调查,估计我国20岁以上的成年人糖尿病患病率为9.7%,中国糖尿病人数达9240万;在我国患病人群中,以2型糖尿病为主,占90.0%以上,1型糖尿病约占5.0%,其他类型糖尿病仅占0.7%,城市妊娠糖尿病的患病率接近5.0%。我国可能已成为世界上糖尿病患病人数最多的国家。糖尿病病死率已居肿瘤、心血管病之后的第三位,是工业发达国家中仅次于癌症、艾滋病和心血管疾病之后需优先考虑的疾病。

糖尿病属于中医学的"消渴""脾瘅"等病证范畴。

【病因病机】

1. 病因

(1)素体阴虚,五脏虚弱:或由于先天禀赋不足,五脏虚弱;或由于后天阴津化生不足所引起。其中,古代医家更加强调肾脾两脏亏虚在糖尿病发病中的重要性。

(2)饮食不节,形体肥胖:长期过食肥甘,形体肥胖,醇酒厚味,损伤脾胃,脾胃运化失司,积热内蕴,消谷耗液,损耗阴津,易发生糖尿病。

(3)精神刺激,情志失调:长期过度的精神刺激,情志不舒,或郁怒伤肝,肝失疏泄,气郁化火,上灼肺胃阴津,下灼肾液;或思虑过度,心气郁结,郁而化火,心火亢盛,耗损心脾精血,灼伤胃肾阴液,均可导致糖尿病的发生。

(4)外感六淫,毒邪侵害:外感六淫,燥火风热毒邪内侵,旁及脏腑,燥热伤津,亦可发生糖尿病。

(5)久服丹药,化燥伤津:在中国古代,自隋唐以后,常有人为了壮阳纵欲或延年益寿而嗜服矿石类药物炼制的丹药,使燥热内生,阴津耗损而发生糖尿病。

(6)长期饮酒,房劳不节:长期嗜酒,损伤脾胃,积热内蕴,化火伤津;劳伤过度,肾精亏耗,虚火内生,灼伤阴津,均可发生糖尿病。

2.病机

(1)病变早期,阴津亏耗,燥热偏盛:糖尿病早期的基本病机为阴津亏耗,燥热偏盛,阴虚为本,燥热为标。燥热愈甚阴津愈虚,阴津愈虚燥热愈盛,二者相互影响,互为因果。其病变部位虽与五脏有关,但主要在肺、脾(胃)、肾三脏,且三脏之间常相互影响。如肺燥津伤,津液失于敷布,则脾不得濡养,肾精不得资助;脾胃燥热偏盛,上可灼伤肺津,下可损耗肾阴;肾精不足则阴虚火旺,亦可上灼肺胃;终至肺燥、胃热、脾虚、肾亏同时存在,而多饮、多食、多尿三多症状常可相互并见。

(2)病变中期,病程迁延,气阴两伤,脉络瘀阻:若糖尿病早期得不到及时恰当的治疗,则病程迁延,燥热伤阴耗气而致气阴两虚,同时脏腑功能失调,津液代谢障碍,气血运行受阻,痰浊瘀血内生,全身脉络瘀阻,相应的脏腑器官失去气血的濡养而变生诸多并发症。其气虚的形成可因阴损耗气;或因燥热耗气;或因先天不足,后天失养;或因过度安逸,体力活动减少,致气虚体胖。其痰浊的形成,可因饮食不节,过食肥甘厚味,损伤脾胃;或因忧思、劳倦伤脾,以致脾气虚弱,健运失司,水湿内停,积聚化痰;或因肺气不足,宣降失司,水津不得通调输布,津液留聚而生痰;或因肾虚不能化气行水,水湿内停而为痰;或因肝气郁结,气郁湿滞而生痰。其血瘀的形成可因热灼津亏而致血瘀;或因气滞而致血瘀;或因气虚而致血瘀;或因阳虚寒凝而致血瘀;或因痰浊阻络而致血瘀。

气阴两虚,痰浊瘀血痹阻脉络是消渴病发生多种并发症的主要病机。若气阴两伤,心脉痹阻则出现胸痹、心悸等心系并发症;若肝肾阴虚,肝阳上亢,痰闭清窍,脑脉瘀阻则出现中风、眩晕、健忘、痴呆等脑系并发症;若肝肾阴亏,脾肾两虚,肾络瘀阻则出现尿浊、腰痛、水肿、阳痿、遗精、癃闭等肾系并发症;若肝肾亏虚,精血不能上承于目,目络瘀阻,则视物模糊,甚则目盲失明;若肝肾阴虚,痰浊瘀血痹阻四肢脉络,则肢体麻木疼痛或肢端坏疽;肾开窍于耳,肾主骨,齿为骨之余,肝肾精血亏虚则耳鸣耳聋,齿落;若疮毒内陷,邪热攻心,扰乱神明,则神昏谵语;若肺肾气阴两虚,易感受外邪,出现感冒、肺热咳嗽,或并发肺痨;肝胆气郁,湿浊瘀血阻滞则出现胁痛、黄疸;若肝肾阴虚,湿热下注膀胱则出现尿频急痛,小腹型胀;若脾气虚弱,胃失和降则出现泄泻、呕吐、痞满、呃逆等诸证;若胃热炽盛,心脾积热则牙龈脓肿,口舌生疮;若皮肤络脉瘀阻,皮肤失去气血濡养,或兼感受风湿毒邪,则出现皮肤瘙痒、疖肿、痈疽疔疮、皮癣、水疱、紫癜、溃疡等多种皮肤病变。

(3)病变后期,阴损及阳,阴阳俱虚:人之阴阳互根,互相依存。消渴病之本于阴虚,若病程迁延日久,阴损及阳,或因治疗失当,过用苦寒伤阳之品,终致阴阳俱虚。若脾阳亏虚,肾阳衰败,水湿潴留,浊毒内停,壅塞三焦则出现全身水肿、四肢厥冷、纳呆、呕吐、恶心、面色苍白、尿少尿闭等症;若心肾阳衰,阳不化阴,水湿浊邪上凌心肺则出现胸闷心悸、水肿喘促、不能平卧,甚则突然出现心阳欲脱、气急倚息、大汗淋漓、四肢厥逆、脉微欲绝等危候;若肝肾阴竭,五脏之气衰微,虚阳外脱,则出现猝然昏仆、神志昏迷、目合口张、鼻鼾息微、手撒肢冷、二便自遗等阴阳离决之象。临床资料表明消渴病晚期大多因并发消渴病心病、消渴病脑病、消渴病肾病而死亡。另有少数消渴病患者起病急骤,病情严重。迅速导致阴津极度损耗,阴不敛阳,虚阳浮而出现面赤烦躁、头痛呕吐、皮肤干燥、目眶下陷、唇舌干红、呼吸深长、有烂苹果样气味,若不及时抢救,则真阴耗竭,阴绝阳亡,昏迷死亡。

【甲诊要点】

1. 拇指凹甲变或阔甲变(图3-106 糖尿病:拇指凹甲变)。

2. 各指甲凸条变,尤以示(食)指与环(无名)指最为明显[图

3-107 糖尿病:示(食)指与环(无名)指甲凸条变]。

3.甲底或甲根浅淡蓝色变(图3-108 糖尿病:甲底或甲根浅淡蓝色变)。

二十九、贫血

贫血一般分为缺铁性贫血、自身免疫性溶血性贫血、遗传性贫血、巨幼细胞性贫血、再生障碍性贫血等多种。现就最常见的缺铁性贫血阐述如下。

缺铁性贫血是由于体内缺少铁质而影响血红蛋白合成所引起的一种常见贫血。这种贫血特点是骨髓、肝、脾及其他组织中缺乏可染色铁,血清铁浓度和血清转铁蛋白饱和度均降低。典型病例贫血属于小细胞低色素性。本病是贫血中常见类型,普遍存在于世界各地,在生育年龄妇女(特别是孕妇)和婴幼儿中这种贫血的发病率很高。

主要危险因素是月经期妇女为月经过多,青少年为营养因素。中老年缺铁性贫血患者应警惕消化道恶性肿瘤。在钩虫病流行地区如桑、棉、麻种植地区,缺铁性贫血不但多见,而且贫血程度也较重。

根据缺铁性贫血的临床表现,当属中医学"虚劳""虚损""萎黄""黄肿"等病证范畴。

【病因病机】

1.病因

(1)劳倦过度:禀赋不足,脏腑精气虚损;或劳倦过度,损伤心脾;或病久虚损,伤及精血,"精血同源",脏腑精衰,脾胃失职,日久造成精少气衰,终致本病。

(2)饮食失调:长期饮食不节,或暴饮暴食,或嗜欲偏食,或妊娠失养,损伤脾胃。"中焦受气取汁,变化而赤是为血",脾气亏虚,不能为胃行其津液,水谷不能化生精微,气血生化乏源,气血亏虚,发为本病。

（3）血证转变：反复吐血、便血、咯血、鼻衄、崩漏等慢性出血症，均可导致肝血虚少，肝阴不足，筋脉失养；或"木乘土侮"，脾胃失司，发为本病。

（4）钩虫稽留：钩虫侵入人体，损伤脾胃，运化失司，不能分清泌浊，而见腹胀便溏、恶心呕吐、异嗜癖等症状，或虫寄生肠中，吮吸水谷精微，扰乱胃肠功能，均可导致血少气衰，发为本病。

2. 病机　本病的发生，总属"脾虚失健"。劳倦、饮食、虫积及失血等因素导致脾胃虚弱，运化失职，不能化生精微，是本病发生的基本病机。病位主要在脾、胃，与心、肝、肾等脏腑关系密切。本病的病机关键在于脾胃损伤，运化功能失常，不能正常升清降浊，气血生化无源，精血虚少，肝脉失养，阴虚火旺而产生临床诸证。

人体营血不足以循经脉，血气不荣于外，故见面色萎黄，缺华泽，指甲、口唇、舌、面等处颜色淡白。脾虚运化乏力，症见胃纳呆，腹胀。脾虚不能输布津液，水湿潴留则四肢水肿。心肺失养，则见活动后心悸、气短。发为血之余，营血不足，症见皮毛干枯脆缩。肝失血养，可见头晕目眩。爪为筋余，阴血不足则脆薄易裂。肝阴不能荣养，则两目干涩，手足蠕动。阴虚火旺，虚火上炎，则面部炽热，胁肋灼痛，五心烦热，潮热盗汗，口干咽燥。本病只要及时纠正病因，补益脾胃，预后良好。

【甲诊要点】

1. 指甲较小，指甲头较尖。

2. 用手指按压指甲再放开后，血色恢复较慢。

3. 十指甲均见淡白色、无血色。

4. 轻度贫血，甲质较薄；甲下无血色而苍白变（图3-109　轻度贫血：甲质较薄；甲下无血色而苍白变）。

5. 中度贫血，甲质较厚，边缘却较脆弱，见残缺变（图3-110　中度贫血：甲质较厚，边缘较脆弱，残缺变）；甲色淡黄变，无光泽（图3-111　中度贫血：甲色淡黄变，无光泽）；甲周软组织过度角化变、毛糙变(图 3-112　中度贫血:甲周软组织过度角化变、毛糙变)。

6. 重度贫血,甲质较薄而软(软变),如同皮肤样变;甲色如肤色变,或苍白色变,或如尸色变;甲周软组织因角化而变得薄而透亮[图 3-113　重度贫血:指甲较薄而软(软变);甲色如肤色;甲周软组织薄而透亮]。甲缘缺变;指端水肿变;皮带撕裂变。

7. 严重贫血,甲质较为薄弱;指甲见勺状或匙状(反甲)变[图 3-114　严重贫血:甲质较为薄弱;指甲见勺状或匙状(反甲)变];十指甲下均不见血色。

三十、风湿性关节炎

风湿性关节炎属变态反应性疾病,为风湿热的主要表现之一。以累及四肢的膝、踝、肩、肘、腕、髋等大关节,局部呈红、肿、热、痛等炎症表现及运动功能障碍为主要临床特征。男女发病概率相等,早春和秋冬是其好发季节,气候或地域条件(如寒冷、潮湿等)为本病之重要诱因。急性发作者关节红肿热痛,多伴以高热症状,慢性者关节痛麻、有酸胀感、可兼有低热。本病预后良好,炎症消退后,关节功能恢复正常,不留畸形。

本病的病因目前尚未完全明了,一般认为本病与溶血性链球菌感染有密切关系,这已得到临床、流行病学及免疫方面的一些间接证据支持。对于曾经感染过链球菌的人,再次感染引起的复发率较高。一般认为,其发病机制是由于链球菌的侵入,引起关节滑膜及周围组织水肿,进而发生非细菌性炎症。目前,也有人认为本病与病毒感染有关。

风湿性关节炎属于中医学"痹证"等病证范畴。

【病因病机】　中医学认为,本病之起,内因在于正气不足,外因为风寒湿热之邪侵袭所致。由于素体虚弱,腠理不密、卫外不固,风寒湿热之邪乘虚而入,留滞于关节之间,致使气血闭阻不通而成。《济生方·痹》中言:"皆因体虚,腠理空疏,受风寒湿气而成痹也。"若感受热邪,或风寒湿邪入里化热,热灼关节经络,可发为热痹。《金匮翼·热痹》曰:"热痹者,闭热于内也。"本病早期以邪实为主,后期则虚实兼杂。

【甲诊要点】

1. 指(趾)甲见一横形或点状凹陷变[图 3-115　风湿性关节炎:指(趾)甲见一横形或点状凹陷变]。凹陷面积越大,提示病情越重,受累关节亦越多。

2. 指(趾)甲边缘呈块状缺变[图 3-116　风湿性关节炎:指(趾)甲边缘块状缺变]。

3. 拇指甲见上述甲征,提示全身关节有炎症性病变;示(食)指甲见之,提示肩关节有炎症性病变;中指甲见之,提示髋关节或膝关节有炎症性病变;环(无名)指甲见之,提示膝关节或踝关节有炎症性病变。

三十一、病毒性肝炎

病毒性肝炎是由多种肝炎病毒引起的,以肝脏炎症和坏死病变为主的一组传染病。一般以乏力、肝区疼痛、食欲减退、恶心、厌油腻、肝大、肝功能异常为主要临床表现,部分病例出现发热、黄疸,无症状感染常见。根据病原学诊断,常见的肝炎病毒至少有 5 种,即甲、乙、丙、丁、戊型肝炎病毒,分别引起甲、乙、丙、丁、戊型病毒性肝炎。

乙肝和丙肝是我国当前和今后相当长时期内危害人民健康、阻碍社会经济发展、影响社会和谐和稳定的重要因素。世界卫生组织(WHO)呼吁采取综合措施来预防和控制病毒性肝炎。

在甲、乙、丙、丁、戊型肝炎中,除甲、戊两型不转为慢性外,余三型均可转为慢性化。

病毒性肝炎归属于中医学的"黄疸""胁痛""肝热""肝着""肝瘟""肝厥""疫毒""臌胀""积聚"等病证范畴。

【病因病机】

1.病因　中医学认为,病毒性肝炎的病因有内因和外因两个方面,外因多为感受湿热疫毒之邪,饮食不节,内因则与禀赋薄弱、素体亏虚、正气不足有关,二者相互关联,互为因果。

2.病机　急性病毒性肝炎多以实证为主,其病机为外感时邪疫毒,或饥饱失常,或嗜酒过度,邪毒蕴积中焦,脾胃运化失常,熏蒸肝胆,使肝脏失于疏泄,胆汁不循常道,外溢肌肤,下流膀胱,而致急性黄疸型肝炎,黄色鲜明而为阳黄;若素体阳虚,湿从寒化,寒湿凝滞,胆汁排泄失常,溢于肌肤,黄色晦黯而为阴黄。疫毒重者,病势暴急凶险,表现疫毒炽盛、伤及营血,称为急黄。或邪毒壅阻脾胃,土壅木郁,肝郁气滞,肝脾失之和,而致急性无黄疸型肝炎。

慢性乙型肝炎的病机错综复杂,毒侵、正虚、气郁、血瘀四者相互联系,相互影响,共同决定乙型肝炎的发生、发展和转归,正气虚则毒邪难以焉孽,血不行则气必滞。其病理改变往往由实致虚,由郁致瘀。由于湿热疫毒之邪蕴积中焦,胶结不解,加之情志不舒、饮食不节、劳倦内伤等诱因,日久则导致脾胃失和,肝失条达,可致肝郁气滞,木横乘土则见肝郁脾虚、肝胃不和之证。若湿热化燥则耗伤肝阴,或长期过用苦寒、燥湿之品则使肝阴被耗。因肝肾同源,病久则及肾致肾阴虚。若肝郁脾虚而脾阳不足,亦可成脾肾阳虚。脾为气血生化之源,脾虚日久则气血两虚,气虚不能行血,加之肝郁气滞,而致瘀血。血瘀日久,瘀结凝聚而成积聚。若气滞血瘀,痰湿内生,水停腹中形成臌胀。临床表现出正虚邪实、虚实夹杂,迁延难愈的慢性病程。当湿热较盛时,临床可见胃脘痞闷,舌苔黄腻,脉象弦滑;肝郁脾虚时,临床可见右胁不适,乏力纳差,嗳气腹胀,大便溏薄或不爽;久病而致肝肾不足时,可见神疲乏力,腰膝酸软,手足心热等症;瘀血阻络时可见右胁疼痛,齿鼻衄血,赤缕红丝等症。病变在肝胆,涉及脾、胃、肾。

【甲诊要点】

1. 指甲外形如蒲扇样变,提示病毒性肝炎。

2. 甲面呈串珠状凸变或见纵裂纹变;病情较久者,甲体两侧甲床青紫、枯黄变,提示病毒性黄疸型肝炎[图 3-117 病毒性黄疸型肝炎:示(食)指甲面纵裂纹变,甲体两侧甲床青紫、枯黄变]。

3. 中指甲前缘带状灰黄色变,或见干枯样带状白色变,其中有一部分患者亦见不规则变(图 3-118 病毒性肝炎:中指甲前缘干枯样带状白色变)。指甲前缘常由红、黄、白 3 种带状颜色组成。十指甲根均见光白色变。

4. 病毒性黄疸型肝炎。示(食)指甲面呈黄染变[图 3-119 病毒性黄疸型肝炎:示(食)指甲面呈黄染变]。

5. 病毒性乙型肝炎。除拇指以外的其余 8 个指甲,其甲根半月痕(白环)均见粉红色变。

6. 胆汁瘀积型肝炎。中指甲面外侧见一条辫子状的粗条凸状变。中指甲根白色毛糙变。十指皮囊呈肿胀变。十指甲皮呈分离变。

三十二、肺结核

肺结核是结核分枝杆菌引起的慢性肺部传染性疾病,排菌肺结核病人为重要传染源,主要通过咳嗽、喷嚏等方式把含有结核菌的微滴排到空气中由飞沫传播。结核菌可累及全身多个脏器,但以肺结核为最多见。临床上主要表现为咳嗽、咯痰、胸痛、低热、盗汗、消瘦等。

肺结核被列为我国重大传染病之一,是严重危害人民群众健康的呼吸道传染病。根据世界卫生组织的统计,我国是全球 22 个结核病流行严重的国家之一,同时也是全球 27 个耐多药结核病流行严重的国家之一。

肺结核属于中医学"肺痨"病证范畴。

【病因病机】

1. **病因**　痨病的致病原因,历代医家认为主要不外乎两个方面,一为外受"痨虫"传染,病虫即为痨虫;二为内伤体虚,气血不足,阴精损耗。

(1)痨虫传染:《三因极一病证方论·卷之十·劳瘵诸证》说:"诸证虽曰不同,其根多为虫"《仁斋直指方论·卷之九·痨瘵方论》曰:"痨虫食人骨髓",明确指出痨虫传染是形成本病的唯一外界因素。凡直接接触本病的患者或与本病患者长久相处,"痨虫"易侵入人体为害而导致感染,正与《医学正传·卷之三·劳极》中"其侍奉亲密之人,或见气连枝之属,熏陶日久,受其恶气,多遭传染"的描述相应。

(2)正气亏虚:凡先天禀赋不强,后天嗜欲无度,如酒色过度、忧思劳累或大病久病失于调养,如麻疹、外感久咳及胎产之后,耗伤气血精液,正气先虚,抗病能力弱,可致"痨虫"乘虚而入,感染为病。《古今医统正脉全书·卷之四十六·痨瘵门》中"凡此诸虫……着于怯弱之人,人不能知,日久遂成痨瘵之证……凡人平日保养元气,爱惜精血,瘵不可得而传,惟夫纵欲多淫,若不自觉,精血内耗,邪气外乘……然而气虚血痿,最不可入痨瘵之门,吊丧问疾,衣服器用中,皆能乘虚而染触",亦明确指出了正气亏虚为易感因素。

2. **病机**　本病病位在肺,正如《证治汇补·内因门·痨瘵》所述"虽分为五脏见症,然皆统归于肺。"病变过程当中,可累及五脏亏损,以肺脾肾亏损为最,故有"其邪辗转,乘于五脏"之说。病理性质主要以阴虚为主。《医门法律·虚劳门·虚劳脉论》称其:"阴虚者,十常八九,阳虚者,十之一二。"具体而言,病情有轻重之分,不同的病变阶段,涉及的脏器也不一样,其病理转化规律亦存在区别。一般而言,本病初起以肺脏受损,肺阴消耗,肺脏失养,表现为肺阴虚之象,如干咳、无痰或咯血丝痰、口干鼻燥。病位在肺,继而阴虚火旺,母病及子,肺肾同病,兼及于心,见五心烦热、盗汗或因气阴两虚,肺脾同病,见恶心欲吐、食欲不振、胃脘胀闷。最终肺、脾、肾三脏亏虚,阴损及阳,元气亏耗,趋于阴阳两虚的严重局面,见气促或咳喘、极度消瘦、水肿、心悸等症。但从整个病变过程中看,主要是以阴虚为主。

【甲诊要点】

1. 示(食)指甲面呈凸状变,无光泽,提示肺结核。病情严重时,示(食)甲根呈紫变[图 3-120 肺结核:示(食)指甲面凸变,无光泽;示(食)指甲根紫变]。

2. 肺结核迁延期,示(食)指甲中部呈较为瘦削而薄弱变,外形如同汤匙样[图 3-121 肺结核迁延期:示(食)指甲中部薄弱变,外形如汤匙]。

第 4 章

外科疾病

一、胆囊炎

胆囊炎在临床上分为急性胆囊炎与慢性胆囊炎,前者以胆囊壁的充血、水肿,胆囊扩张,严重时甚至化脓、坏死为其病理特点。而后者则因胆囊运动功能障碍及感染,胆固醇的代谢失常及胆囊壁的血管病变,导致胆囊黏膜的损害,造成黏膜扁平、萎缩,胆囊壁增厚并纤维化。两者都以右上腹疼痛,消化不良为主要临床表现。本病在正常人群中,发生率70％以上见于女性,与男性之比为(1～2):1。发病年龄多在20—50岁,是临床常见的消化系统疾病。

胆囊炎属于中医学的"胁痛""胆胀"等病证范畴。

【病因病机】 中医学认为,胆囊炎是由于肝胆气滞,湿热壅阻,影响肝脏的疏泄和胆腑的通降功能而发病,与寒温不适,饮食不节等因素有关。急性发作期以实证为主,慢性或缓解期以本虚标实为主。湿可从热化,亦可以从寒化。

1. 病因

(1)饮食偏嗜:多食油腻厚味炙煿之物,伤及脾胃,气机壅塞,升降失常,土壅木郁,肝胆疏泄失职,而成胆胀;或酿生湿热,阻于肝胆,使肝失疏泄,胆失通降,而成胆胀、胁痛。

(2)忧思暴怒:肝气郁结,疏泄失常,胆失通降,久郁蕴热,而成胆胀,甚或黄疸等。

(3)寒温不适:易感外邪,使胆之疏泄通降失常,而致胆胀,胁痛。

(4)素体湿热内蕴:阻于肝胆,使肝失疏泄,胆失通降而致胆胀,胆汁流出不畅,胆道瘀塞不通,胆汁外溢,可致黄疸。肝胆之热郁久化火,酿成热毒炽盛,致热深厥深,而危及生命。

2.病机　总之,本病的发生,主要在于胆腑气机通降失常,其病因或为饮食偏嗜,伤及脾胃;或为忧思暴怒,肝气郁结;或为寒温不适,易感外邪;或为素体湿热内蕴,阻于肝胆。病位为胆,与肝、脾、胃、肾有关。病机为湿阻、热郁、气滞、血瘀、毒盛致使肝胆气郁,胆失通降,久则气滞及血,或郁而化火,酿成热毒炽盛,致热深厥深之危候;或日久不愈,反复发作,正气渐虚,邪恋不去,脾胃生化不足,进一步耗伤正气,最后致肝肾阴亏或脾肾阳虚而正虚邪实反复发作之后,其病势或缓或急。

【甲诊要点】

1.胃痛型胆囊炎(胃痛性胆囊炎)　拇指甲或中指甲见波浪状变,并见白环(半月痕)变;甲质粗糙变,并呈增厚变;甲皮分离变;皮缘处粗糙变[图4-1　胃痛型胆囊炎:拇指甲波浪状变、白环(半月痕)变;甲质粗糙变、增厚变;甲皮分离变;皮缘处粗糙变]。

2.轻度肿痛型胆囊炎(慢性胆囊炎急性发作)　中指甲见一条凸条变或链条变(图4-2　轻度肿痛型胆囊炎:中指甲凸条变);环(无名)指甲中上部见一块清晰、明显,椭圆形红斑块[图4-3　轻度肿痛型胆囊炎:环(无名)指甲中上部清晰、明显,椭圆形红斑块]。

3.无痛型胆囊炎(化学性胆囊炎)　示(食)指甲、中指甲、环(无名)指甲均见一条弧形,铅色线条变。

4.增厚型胆囊炎(代谢性胆囊炎)　中指甲见格子变(图4-4　增厚型胆囊炎:中指甲格子变)。

5.萎缩型胆囊炎(重症感染性胆囊炎)　中指甲见凹凸条变或链条变(图4-5　萎缩型胆囊炎:中指甲凹凸条变变)。环(无名)指甲见一层浅薄的灰色吸附层(朦胧状变)[图4-6　萎缩型胆囊炎:环(无名)指甲朦胧状变]。

6. 慢性混合型胆囊炎　中指甲、环(无名)指甲见多条大小不等的断裂或凸条变。甲质较毛糙,不平滑。皮带较紧缩变并分层变[图 4-7　慢性混合型胆囊炎:中指甲、环(无名)指甲多条大小不等的凸条变;甲质毛糙变,不平滑;皮带紧缩变、分层变]。

7. 胆管炎　中指甲或环(无名)指甲见火烧点变[图 4-8　胆管炎:中指甲或环(无名)指甲火烧点变]。火烧点或成圆形,上部较大、下部较小。

8. 胆囊炎好转静止期　中指甲或环(无名)指甲见琉璃瓦变[图 4-9　胆囊炎好转静止期:中指甲或环(无名)指甲琉璃瓦变]。

二、胆石病

胆石病是胆道系统的常见病,包括胆囊和胆管的结石。本病的病因和发病机制尚未完全明了,一般分胆固醇结石、胆色素结石。胆固醇结石发病部位多在胆囊,胆色素结石发病部位多在肝胆管,以胁下疼痛为主要临床表现者,常伴有胆囊炎。严重时可引起急性化脓性胆管炎、胆道休克或胆道出血、急性胰腺炎、败血症等并发症,以发作性胆绞痛、消化不良,易合并黄疸与感染为本病的主要特点。

在我国,胆石病随着年龄的增长,发生率可达 7%～12%,为临床所常见。代谢性结石(胆固醇石)其发病率在西方国家较高,尤好发于多次妊娠或肥胖的中年女性;在我国胆色素结石农村发病率高于城市,发病年龄与性别差异不大。近年来国内各大城市胆石病发病率明显增高,这与国人生活水平提高,生活习惯改变有关。

胆石病属于中医学"胆胀""胁痛""腹痛""黄疸"等病证范畴。

【病因病机】　胆石病的发生,主要由情志不畅、饮食不节、外邪内侵、虫积和瘀血等引起,导致气血不畅,化热煎熬胆汁,以致痰浊、瘀血相互交结,形成结石。

1. 病因

(1)情志失调,肝郁气滞:长期或持久的精神刺激、情志抑郁或暴怒伤肝,会致肝失条达,气机不畅,肝胆疏泄不利,导致湿、痰、热、食、血随之而郁,胆腑以通降下行为顺,疏泄失常,则影响胆汁的分泌与排泄,胆汁壅阻,湿热内生,日久结聚而成石。

(2)饮食不节,痰湿困脾:暴饮暴食、过食肥甘、酒食无度及思虑过度、劳倦太过或久居湿地,或涉水冒雨,皆可损伤脾胃。脾失健运,水湿不化,积湿成痰,阻于肝胆,肝失疏泄,使胆汁排泄不畅而发病;或湿郁化热,湿热相搏,阻滞中焦,熏蒸肝胆,肝失疏泄,胆汁郁积久而成石。

(3)外邪内侵,寒温失调:感受六淫之邪,尤其外感湿热,入里化热,或侵脾胃,或侵肝胆,肝胆为邪热所犯,气机不畅。胆腑之清汁,被邪热侵袭煎灼,日久成石。

(4)虫积:肠道蛔虫,进入胆腑,影响胆的"中清"和"通降",阻碍肝胆气机,使胆汁郁滞,日久而成石。

(5)瘀血阻滞:气为血帅,若肝气郁结,气机不畅,则血行瘀阻或湿热壅滞肝胆,日久则热与血结,最终可成积或聚;而胆石形成后又可导致瘀血之症,互为因果。

2. 病机　中医学认为,胆石病是由于脾胃虚弱,酿生痰湿,壅阻气机,瘀血内停,郁而化热,煎熬胆汁,以致痰浊、瘀血相互交结,而成结石,一般认为与情志失调,饮食不节,外邪内侵,中焦湿热,虫积以及瘀血阻滞等因素有关,多因情绪波动、寒温不适、饮食不节(过食油腻)而诱发。故其病理基础以中焦虚弱为本,痰湿内盛为标。

胆为"中清之腑",附于肝,与肝相表里,输胆汁而不传化水谷。它的功能以通降下行为顺,凡情志失调、饮食不节、蛔虫上扰、肥胖痰湿诸多因素均可引起气血运行不畅,肝胆、脾胃运化功能失常,湿热瘀结中焦,胆腑通降失常,胆汁排泄不畅,胆汁凝结,久经煎熬,则成砂石。嗜食酒肉,长期食用肥甘厚腻之品,湿热浊邪内生,蕴结脾胃,郁蒸肝胆,煎熬胆之精汁,久而成石;长期忧郁恼怒,肝胆疏泄失常,郁而化热,或肝木横克脾土,酿湿成热,热邪久积,煎熬胆汁,结成砂石;脾胃失和,寒热不调,肠道蛔虫妄动,窜入胆道,胆汁疏泄不利,沉积日久,结而成石;肥胖之人多痰多湿,痰湿阻滞,肝胆疏泄不利,胆汁瘀积不散,日月积累,渐结成石。

总之,胆石绝非一种因素所形成,而是多种因素长期反复作用的结果,病情多由气及血,痰瘀胶裹难化而缠绵难愈。肝胆气郁与胆汁壅阻、痰浊瘀积之间,病理上相互促进,互为因果,导致结石的不断形成和增大,造成肝胆功能的不断损害和恶化,形成恶性循环,胆腑郁闭,湿热愈炽而变生百症。本病病势可缓可急,一般以慢性病患急性发作多见,经治疗后预后较好。

综上所述,本病病位在胆,与肝、脾、胃有关,而病理因素是湿、热、气滞、痰、瘀。

【甲诊要点】

1. 中指或环(无名)指甲形如同蒲扇样变[图 4-10　胆石病:中指甲或环(无名)指甲形如蒲扇样变]。

2. 中指甲面(图 4-11　胆石病:中指甲面大块状弧形凹陷变)。或示(食)指甲面[图 4-12　胆石病:示(食)指甲面大块状弧形凹陷变]见大块状弧形凹陷变。

3. 单个胆结石:右手中指甲见一条凸条变(图 4-13　单个胆结石:右手中指甲一条凸条变)。甲根浅白色变,毛糙变、不光滑变。环(无名)指甲根见亮斑变,或见一条平行淡紫色斑条变。甲面见淡灰色斑块变。

4. 泥砂型胆结石:中指甲外形既宽又大或似蒲扇形,略带淡黄色变。中指甲见中等大小白环(半月痕),且油亮、雪白变[图 4-14　泥砂型胆结石:中指甲中等大小白环(半月痕),且油亮、雪白变]。中指甲根见凹凸不平粗条变,中央见不很明显的链条变。

5. 胆固醇型胆结石:十指甲均见格子变,横条见光滑的条纹变,直条呈栅栏状变。甲根红变(图 4-15　胆固醇型胆结石:甲根红变),并以中指甲、小指甲最为明显。

6.肝管结石:十指甲均见凸条变,并以中指甲最为明显。十指甲根均见白环(半月痕)变。部分患者中指甲前缘缺变,缺变的大小与结石的大小成正比(图 4-16　肝管结石:中指甲凸条变、甲前缘缺变)。

三、尿石症

尿石症,又称为"尿路结石""泌尿系结石"等,系指一些晶体物质(如钙、草酸、尿酸、胱氨酸等)和有机基质(如基质 A、TammHorsfall 蛋白、酸性黏多糖等)在泌尿系统中的异常聚集。我国广东、山东、江苏、安徽、河北、陕西、湘江、广西、四川和贵州等地发病率较高。肾结石为尿石症中较多见的一种疾病。

本病多见于 20—40 岁者,男女之比为 4.5:1。肾结石形成时多位于肾盂或肾盏,可排入输尿管和膀胱;原发于膀胱的结石很少。按所含晶体物质分类,肾结石中 80%～95% 为含钙结石,其中大部分为草酸钙和磷酸钙混合结石及单纯草酸钙结石,单纯磷酸钙结石仅占 7%;磷酸铵镁结石、尿酸结石占 5%～8%,胱氨酸结石占 1%;其他结石很少。

尿石症的临床表现及特点因结石的大小、部位、引起梗阻程度及有无继发感染等而异。多数患者有不同程度的腰腹或尿道疼痛及血尿;结石梗阻或反复感染者可并发肾积水、梗阻性肾病及肾衰竭等严重并发症,对人体危害很大。

尿石症属于中医学的"石淋""血淋""腰痛"等病证范畴。

【病因病机】　中医学认为,本病因感受外邪、饮食不节、情志失调、劳倦过度,致湿热蕴阻、气滞血瘀而发。

1.下焦湿热　或感受外界六淫之湿邪或秽浊之气,移热下焦,或嗜食肥甘厚味,酿生湿热,蕴结于肾与膀胱,致下焦湿热,尿液受煎熬日久,尿中杂质结为砂石。

2. 气滞血瘀　因情志内伤,忧思气结,气机不畅,血停湿聚致气滞血瘀,郁久化热,熁灼尿液而为石。

3. 脾肾气虚　或因先天脾肾不足,或因过用清利之药损伤脾肾阳气,气虚鼓动无力,阳虚失于温化,而致结石固结。

4. 肾阴不足　七情过激化火,火热伤阴,或房事不节,损伤肾之精血,阴虚内热,煎熬水液,尿液凝结,日积月累,结聚为砂石,而为石淋。结石内阻,气血阻滞,不通则痛,故见腰腹疼痛;膀胱气化不利,则见尿频急涩痛;或因气虚不摄,或因热伤血络、迫血妄行,血溢脉外,而见血尿。

本病发病早期以实证表现为主,后期以虚实夹杂表现为主。一般演变规律多为湿热之邪蕴结下焦或邪气化火,移热于肾,日久伤及肾阴,阴损及阳,或过用清利之品,损伤阳气,肾阳虚不能温煦脾阳,使脾肾两虚,出现正虚邪实。如瘀血砂石之邪阻塞日久,会导致肾不气化而发生水肿、癃闭或关格。

【甲诊要点】

1. 肾结石

(1)小指甲见大变(结石常为蚕豆样)或曲变(结石常为黄豆或绿豆样)或小口点样变(结石常为泥砂样);或不规则条纹凸变(结石大多双侧,或一侧有两个以上结石)。

(2)小指甲根毛糙变。

(3)小指甲灰色变(图4-17　肾结石:小指甲曲变;不规则条凸变;甲根毛糙变;甲面灰色变)。

2. 输尿管结石

(1)小指甲见弯曲变,中部见明显红色斑块变(图4-18　输尿管结石:小指甲弯曲变、甲中红斑变)。斑块的大小与结石的大小成正比,色泽的深浅与血尿的轻重成正比。小指甲皮分离变,且较为明显;小指皮囊见咖啡色变(图4-19　输尿管结石:小指甲皮分离变、皮囊咖啡色变)。

(2)小指甲前缘见红带变(图4-20　输尿管结石:小指甲前缘

红带变)或铅黑色变。

(3)小指甲中部稍见凸起变(图 4-21　输尿管结石:小指甲中凸起变),小指甲见玉白色变。

四、混合痔

混合痔是肛垫发生病理性肥大、移位,以及肛周皮下血管丛血流瘀滞形成的团块。主要临床表现以反复便血、便后肿物脱出肛外、伴肛门不适为特点,严重者可导致继发性贫血和痔脱出嵌顿。

据国内最大规模的肛肠疾病普查资料显示:在受检的 76 692 人中,肛肠疾病的发病率为 59.1%,痔占所有肛肠疾病中的 87.25%,在痔的发病人数中,混合痔占 24.13%。故民间有"十人九痔"之说,形象地表达了人群中痔发病的普遍性。混合痔可发生于任何年龄,但好发于 20 岁以上成年人,其发病率与年龄大小成正比,女性略多于男性。混合痔是一种常见的慢性疾病,影响人们的生活质量。

在当代中医文献和教科书中所列混合痔与西医学混合痔概念基本相同。

【病因病机】　痔的病因病机,古今多从人体的阴阳气血盛衰,脏腑经络的顺逆交错和内外病因的相互影响等方面去探讨。主要归结于体内调节功能失常,解剖生理上的缺陷,加上各式各样的外在诱因如年龄、风俗、习惯、气候、怀孕、饮食、先天禀赋、消化道疾病情况等,产生一系列的病理变化。它的病因病机是多方面的,也可是全身疾病的局部表现。

1. 脏腑本虚　《丹溪心法》曰:"痔者皆因脏腑本虚,外伤风湿,内蕴热毒,醉饮交接,多欲自戕,以致气血下坠,结聚肛门,宿滞不散,而冲突为痔者。"《窦氏外科全书》亦曰:"人生素不能饮酒亦患痔者,脏虚故也。"《薛氏医案》则云:"痔疮之症或禀受胎毒……"说明机体本身的结构缺陷、生理特性或全身性变化,皆是发生痔疾的基本因素。

2. **饮食不节** 《素问·生气通天论》说："因而饱食,筋脉横解,肠澼为痔。"《疮疡经验全书》详细指出:"饮食不节,醉饱无时,恣食肥腻,胡椒辛辣,炙煿酣酒,禽兽异物,任情醉饱……乃生五痔。"饮食过饱,过多,食用肥腻炙煿肉类,易生湿积热;大量食用烈酒及辣椒、胡椒、姜、葱、蒜、肉桂等热性调味品,可刺激肛门直肠黏膜,使之充血灼痛,所以古人认为痔的发生与饮食有其密切的关系。

3. **便秘** 历代医家都认为便秘是发生痔的病因之一,因长期便秘,粪便蓄积直肠,可使周围血行受阻,瘀积成痔。《诸病源候论》谓:"忍大便不出,久为气痔。"窦汉卿说:"悠意耽看,久忍大便,逐致阴阳不合,关格壅塞,风热下冲,乃生五痔。"其意即是久忍大便,肠道失润,致使大便干燥,解时努挣耗气,气血下陷,擦破肛门,风热下冲,造成痔疾。

4. **久泻久痢** 《备急千金要方》云:"久下不止,多生此病。"《医宗金鉴》亦云:"有久泻久痢而生痔者。"因久痢久泻使脾气亏耗,肺气也受影响,最后导致大肠之气不足,于是气血流注,湿浊聚于肛门。

5. **久坐久行,负力远行** 《外科正宗》指出:"夫痔者,乃素积湿热,过食炙煿,或因久坐而血脉不行,又因七情而过伤生冷。以及担轻负重,竭力远行,气血纵横,经络交错……以致浊气郁血流注肛门,俱能发痔。"久坐久站使气血不和,负重远行则耗气而虚,均使气血邪毒瘀积于肛门而致痔疾。

6. **妊娠及月经失调** 《外科启玄》载:"痔曰肠澼是也。妇女因产难久坐,或经行时气怒伤冷受湿,余血渗入肛门边而生。"《薛氏医案》又载:"妇人因经后伤冷,月事伤风,余血在心经血流于大肠,则生痔。"《医宗金鉴》说:"又有产后用力太过而生痔者。"

7. **房事过度及忍精不射** 如《诸病源候论》曰:"诸痔皆由伤风,房室不慎,醉饱合阴阳,致劳扰血气,而经脉流溢、渗漏肠间,冲发下部。"《古今医统大全》又曰:"忍精不泄而成痔漏。"

8. **情志失调** 如《薛氏医案》云:"喜则伤心,怒则伤肝,喜怒无常,气血浸入大肠,致谷道无出路,结积成块,生血生乳,各有形相。"

9. **遗传因素** 如《疮疡经验全书》谓:"亦有父子相传者,母血父精而成。"

【甲诊要点】

1. 拇指和环(无名)指甲皮囊见红色肿胀变或咖啡色变,甲皮分离变(图 4-22 痔:拇指皮囊咖啡色变,甲皮分离变)。

2. 痔核出血。拇指或环(无名)指甲根红色变,其大小约为全甲面积的 1/4(图 4-23 痔核出血:拇指甲根红变);或中指甲面见一条或多条中等大小凸条变(图 4-24 痔核出血:中指甲面凸条变)。

五、乳腺增生病

乳腺增生病,又称为"乳腺结构不良",是乳腺主质和间质不同程度地增生与复旧不全所致的乳腺结构在数量和形态上的异常。既非炎症,也非肿瘤,是妇女常见病、多发病,而且是一种易于复发的难治病。国内对健康人群进行普查统计的乳腺增生病发病率为 28.9%～42.8%,占乳腺专科疾病的 50%～70%。众多学者认为,40 岁以上的妇女发病率几乎在 90% 以上。乳腺增生病可能增加乳腺癌发生的危险性,其中非典型增生已被认为是乳腺癌癌前病变。随着社会经济发展、环境变化、竞争增强,高职位、高学历、早初潮、低胎产的状况、大龄初产或终生未育、未哺乳或哺乳不正常和绝经迟的妇女为本病的高发人群。

20 世纪末,人们对于乳腺癌发生的机制提出了"多阶段发展模式"的假说,即"正常→增生→非典型增生→原位癌→浸润性癌"的发展模式,并且认为"正常→增生→非典型增生→原位癌"是可逆的可恢复的阶段。这为人们采取各项措施阻断/逆转癌前的各个发展阶段,降低乳腺癌发生率提供了理论基础。而乳腺增生病的疼痛、肿块、溢液等症状,以及对"是否会癌变"的恐慌对人们的生活质量产生重要的影响。因此,对乳腺增生病进行广泛深入的研究,寻找理想的防治方案,对乳腺癌的一级预防及改善本病患着的生活质量具有重要的现实意义。

乳腺增生病属于中医学"乳癖"等病证范畴。

【病因病机】 中医学认为,乳房位于胸中,为"宗经之所"。其中,足阳明胃经贯乳中;足厥阴肝经上贯膈,布胸胁,绕乳头;足少阴肾经从肾上贯肝膈,入肺中,支脉入胸中而与乳联;足太阴脾经上膈,经于乳外侧;任脉行于两乳之间;冲脉夹脐上行,至胸中而散。乳腺增生病的病因与情志不畅、饮食不调、劳倦内伤等有关,其病因、病机责之于肝气郁结、痰凝血瘀、冲任失调。其中冲任失调为发病之本,肝气郁结、痰凝血瘀互为发病之标;病位在肝、脾(胃)、肾;病性是本虚标实。

1. 病因

(1)情志因素:情志不畅,郁久伤肝,致气机郁滞,蕴结于乳房胃络,经脉阻塞不通,轻则不通则痛,重则肝郁气血周流失度,气滞、痰凝、血瘀结聚成块而发本病。

(2)饮食因素:恣食生冷、肥甘,损伤脾胃,脾运失健则生湿聚痰。痰湿之邪其性黏滞,易阻气机,痰气互结,经络阻塞则为乳癖。

(3)劳倦内伤:房劳、劳力过度,耗伤元气;肾为藏精之脏,赖后天脾胃所养,劳伤日久,脾胃乃伤,久则肾益虚,无以灌养冲任,冲任失调而发生乳癖。

2. 病机

(1)肝气郁结:陈实功在《外科正宗》中说,本病多因"思虑伤脾,恼怒伤肝,郁结而成也"。高锦庭在《疡科心得集》中曰:"乳中结核,何不责阳明而责肝,以阳明胃土,最畏肝木,肝气有所不舒,胃见木之郁,惟恐来克。伏而不扬,肝气不舒,而肿硬之形成……",强调乳癖的发生与肝气郁结密切相关。肝为刚脏,体阴而用阳。体阴者,主藏血,以血为本;用阳者,主疏泄,以气为用。肝气宜疏畅而条达,宜升发而疏散。若情志不畅,郁久伤肝,致气机郁滞,蕴结于乳房胃络,经脉阻塞不通,不通则痛,故乳房疼痛,常伴胸闷不舒、精神抑郁或心烦易怒;肝气郁久化热,灼津为痰;肝郁气血周流失度,气滞痰凝血瘀结聚成块,故见乳房结块,每随喜怒而消长。

（2）痰凝血瘀:女子乳头为厥阴肝经所主,乳房为阳明胃经所属,胃与脾相连,忧思郁怒,情志内伤,肝脾气逆。肝郁则气血凝滞,脾伤则痰浊内生,痰瘀互凝,经络阻塞,结滞乳中而成乳癖。故本病患者每遇恼怒或劳累后症状加重。经前盈而满之,经后疏而泻之,故疼痛和肿块随月经周期而变化。

（3）冲任失调:冲任二脉起于胞宫,其气血上行为乳,下行为经,冲任与肾相并而行。若肾虚,冲任失调,气血瘀滞,积聚于乳房、胞宫,或乳房疼痛而结块,或月事紊乱,表现为月经不规则,经量减少、经量过多或淋漓不尽,经色淡或紫黯,常伴痛经,亦有闭经。

乳癖的发生与冲任二脉关系最为密切,乳头属肝,乳房属胃,冲为血海,任主胞宫,二脉隶属于肝肾,关系脾胃。冲任与肾相并而行,得肾滋养,而肾气化生天癸,天癸源于先天藏于肾,可激发冲任通盛。冲任脉下系胞宫,上连乳房,其气血促使胞宫和乳房发育及维持正常功能,出现经前充盈、经后疏泄的特点。肾气-天癸-冲任相互影响,构成一个性轴,成为妇女子宫、乳房周期调节的中心,而肾是这个性轴的核心。肾气不足,则天癸不充,冲任不盛,胞宫和乳房必然受累而发病。又肝肾同源,肝体阴而用阳,肝之藏血及疏泄的功能有赖于肾气的温煦资助。肾气不足则肝失所养,肝之疏泄功能失常。肝气郁结,亦可致冲任失调,气滞夹痰瘀凝聚于乳中,发为乳癖。正如《外科医案汇编》中所曰:"乳中结核,虽云肝病,其本在肾。"阐明了肾和冲任在乳癖发病学上的重要影响。由此可见,乳癖的发生发展是一个因虚致实,因实而虚,虚实夹杂的复杂过程。

【甲诊要点】

1. 环(无名)指甲面链条变。

2. 环(无名)指甲色较为苍白变,而无血色。

3. 环(无名)指甲皮粘连变[图4-25 乳腺增生病:环(无名)指甲面链条变,甲色苍白变,甲皮粘连变]。

第5章

骨伤科疾病

一、颈椎病

颈椎病是因颈椎间盘组织退行性改变及其继发性病理改变，累及周围邻近组织（神经根、脊髓、椎动脉、交感神经等），出现相应临床症状和（或）体征者，称之为颈椎病。这个定义包含了3个方面的内容：①颈椎间盘的退变；②累及周围组织，如主要是神经根、脊髓、椎动脉、交感神经等，可累及一种或同时累及几种；③出现相应的临床症状和（或）体征。临床表现与影像学所见相符合者，可诊断颈椎病；具有典型颈椎病临床表现，而影像学所见正常者，应注意除外其他疾病后方可诊断为颈椎病；仅有影像学表现异常，而无颈椎病临床症状者，不应诊断为颈椎病。

目前大家公认产生颈椎病的根源是脊柱退行性改变。其发病始于外在因素，如颈椎长期过度的活动、姿势不当或头颈部外伤等，引起颈椎的退行性病变。颈椎病是中老年人多发病常见病之一，据调查，40—50岁的人有25％罹患颈椎病，60—70岁的发病率达到50％以上。由于颈椎病病情反复发作，已成为影响中老年人的主要疾病，严重危害健康，影响工作和生活。

中医传统医学中并无颈椎病一名，但根据本病的病因病机和临床表现，分别属于中医学"项痹""眩晕""痉证""痿证"等病证范畴。

【病因病机】 中医学对颈椎病病因病机的认识已经有了较为深入的研究，归纳而言，颈椎病的发生、发展与体质的盛衰及生活环境、劳损、外伤等有密切的关系。

1. **体质虚弱** 由于患者素体虚弱,气血不足,腠理空疏,易为外邪所侵;既病之后,正不能驱邪外出,以致风寒湿热之邪得以逐渐深入,留连于颈项筋骨血脉。尤其是人至中年,营卫气血渐弱,肝肾渐衰,筋骨懈惰,血脉壅滞,最易出现颈椎病。

2. **外邪入侵** 即便是体质良好者,如果长期感受寒湿,风寒敛之邪杂至,日久亦可积而成疾。而体质虚弱或过劳之时,外邪更易入侵而为病。

3. **外伤及劳损** 颈部外伤必然导致局部经脉气血的瘀滞不通,慢性劳损是指经久的积累性损伤,如颈部长时间在某些强迫或被动体位之下,会导致气血失和,经脉不通。日久血瘀痰聚,累及肝肾督脉,则病根深入,缠绵难愈。

【甲诊要点】

1. 示(食)指甲面见粗凸条变。

2. 示(食)指甲面隐约见纵、横条相交的小条纹变。

3. 隐约的小条纹变最终形成明显的,"格子"样条状纹变[图5-1 颈椎病:示(食)指甲粗凸条变、"格子"条纹变]。

二、腰痛

腰痛,又称为"腰脊痛",是指因外感、内伤或挫闪等导致腰部气血运行不畅,或失于濡养,引起腰部一侧或两侧疼痛为主要症状的一种病证。

西医学所称的腰肌纤维组织炎、强直性脊柱炎、腰椎退行性变(腰椎骨质增生)、腰椎间盘病变、腰肌劳损等腰部病变,以及某些内脏疾病,凡以腰痛为主要症状者,可参考本文辨治。如因外科、妇科疾病所引起的腰痛,应参照相关专著进行辨治,则不属本文讨论之列。

【病因病机】 腰痛病因不外内伤、外感与挫伤,筋脉痹阻、腰府失养为基本病机。内伤多责之禀赋不足,肾亏腰府失养;外感风寒湿热诸邪痹阻经脉,或劳力扭伤,气滞血瘀,经脉不通而致腰部痛。

1. 病因

(1)外邪侵袭:多由居处潮湿,或劳作汗出当风,衣着单薄,或冒雨着凉,或暑夏贪凉,腰府失护,风寒湿热之邪乘虚侵入,阻滞经脉,气血运行不畅而发腰痛。

(2)体虚年衰:先天禀赋不足,加之劳役负重,或久病体虚,或年老体衰,或房事不节,以致肾之精气虚亏,腰府失养。诚如《景岳全书·杂证谟·腰痛》所曰:"腰痛之虚证十居八九,但察其既无表邪,又无湿热,而或以年衰,或以劳苦,或以酒色斫丧,或七情忧郁所致者,则悉属真阴虚证。"

(3)跌仆外伤:举重抬舁,暴力扭转,坠堕跌打,或体位不正,用力不当,屏气闪挫,导致腰部经络气血运行不畅,气血阻滞不通,瘀血留着而发生疼痛。

2. 病机

(1)病因分为外伤与内伤,病位在腰,与肾及足太阳、足少阴、督、带等经脉密切相关。

腰为肾之府,乃肾之精气所溉之域,肾与膀胱相表里,足太阳经过之。此外,任、督、冲、带诸脉,亦布其间,故内伤不外乎肾虚,而外感风寒湿热诸邪,以湿性黏滞,最易痹着腰部,所以外感总离不开湿邪为患。内外二因,相互影响,风寒湿热诸邪,常因肾虚而客,痹阻经脉发生腰痛。诚如《杂病源流犀烛·腰脐病源流》所说:"腰痛,精气虚而邪客病也。"跌仆、挫闪、扭伤,多导致气血瘀滞,经脉气血失畅而发为腰痛。

(2)外感腰痛的主要发病机制是外邪痹阻经脉,气血运行不畅。寒为阴邪,其性收敛凝闭,侵袭肌肤经络,郁遏卫阳,凝滞营阴,以致腰府气血不通,阳气不温,筋脉拘急疼痛;湿邪侵袭,其性重着、黏滞,留着筋骨肌肉,闭阻气血,碍滞气机,可使腰府经气不通,阳气不运,以致肌肉筋脉拘急而痛;感受热邪,常与湿合,或湿蕴生热而滞于腰府,造成经脉不畅而生腰痛。

经脉以通为常,跌仆、挫闪、扭伤,均可影响气血运行,以致气滞血瘀,壅滞经络,凝涩血脉,气血阻滞不通而痛。诚如《景岳全书·杂证谟·腰痛》所曰:"跌仆伤而腰痛者,此伤在筋骨而血脉凝滞也。"

(3)内伤腰痛多关乎肾精气亏虚,腰府失其滋润、濡养、温煦是主要病机。肾精亏虚则肾气不充,偏于阴虚则腰府不得濡养,偏于阳虚则腰府不得温煦,故发生腰痛。

【甲诊要点】

1. 左手环(无名)指甲根,呈圆形红变[图5-2 急性腰肌损伤:左环(无名)指甲根圆形红变],提示腰肌损伤急性期。

2. 小指皮囊红肿变(图5-3 肾炎引起的腰痛:小指皮囊红肿变),提示肾炎症引起腰痛。

3. 小指甲皮明显地分离变,皮带消失变(图5-4 肾下垂引起的腰部酸痛:小指甲皮分离变,皮带消失变),提示肾下垂引起的腰部酸痛。

4. 小指甲凸条变,提示腰椎骨质增生引起腰痛(图5-5 腰椎退行性变引起的腰痛:小指甲凸条变)。

三、急性腰扭伤

急性腰扭伤,是腰部受伤后立即感到腰部剧烈疼痛、腰肌紧张、活动受限为主要症状的一类疾病。损伤好发于下腰部,可累及肌肉、筋膜、韧带、椎间小关节和关节囊、腰骶关节及骶髂关节等。本病多发于青壮年和体力劳动者,20—30岁者发病率达50%以上,儿童及老人少见。

急性腰扭伤在中医学属于"闪腰岔气"的病证范畴。

【病因病机】 中医学认为,其发病多为跌仆闪挫,以致气滞血瘀,经脉受阻,不通则痛;其病位在腰骶部;病性为虚实两端,新伤为实,疼痛迁延,经久不愈,终致气血损伤肾气亏损,而为虚。

【甲诊要点】

1. 左手甲根均见红变,提示腰肌损伤急性期(图5-6　急性腰肌损伤:左手甲根均红变)。

2. 小指甲见倒刺变,提示腰肌轻度损伤(图5-7　腰肌轻度损伤:小指甲倒刺变)。

3. 报伤甲征。排除患者手指或指甲病患的情况下,指甲下见星状、点状、片状、条状或块状变,且按之不散的瘀血斑点,呈暗红、青紫、黑色或黄色变。若甲下斑点按之即散,为假性甲征,无诊断价值。报伤甲征见于拇指甲,提示伤在头部(图5-8　头部报伤甲征:拇指甲青紫色斑点变)。报伤甲征见于示(食)指甲,提示伤在"血脏部"(锁骨以下,膈肌以上)[图5-9　"血脏部"(锁骨以下,膈肌以上)报伤甲征:示(食)指甲黑色斑点变]。报伤甲征见于中指甲,提示伤在"心肝部"(膈肌以下,脐以上)[图5-10　"心肝部"(膈肌以下,脐以上)报伤甲征:中指甲黑色斑点变]。报伤甲征见于环(无名)指甲,提示伤在"肠肚部"(脐以下,耻骨联合以上)[图5-11　"肠肚部"(脐以下,耻骨联合以上)报伤甲征:环(无名)指甲黑色斑点变]。报伤甲征见于小指甲,提示伤在"命门部"(耻骨联合以下)[图5-12　"命门部"(耻骨联合以下)报伤甲征:小指甲暗红色斑点变]。

四、腰部慢性劳损

腰部慢性劳损,是指腰部积累性的肌肉、筋膜、韧带、骨与关节等组织的慢性损伤而言,亦有人称为"功能性腰痛"。临床以腰痛或伴有腿痛反复发作,休息可轻减为特征。

腰部慢性劳损是由于长期弯腰工作中或工作姿势不良;腰部急性外伤之后,未能得到及时而有效的治疗,损伤的组织未能得到充分修复,迁延成慢性;露卧贪凉,汗出当风,风寒湿邪侵袭腰部等所致。或由腰部解剖特点和缺陷等所致。腰部慢性劳损的发生,是由于上述因素的作用,引起肌肉附着点、骨膜、韧带等组织的充血、水肿、渗出、纤维组织增生和粘连等病理改变,刺激和压迫神经末梢而导致腰痛。病变发生以后,为了减少病变部位的活动,一些肌肉常呈痉挛状态,而持续性的腰肌痉挛也可造成软组织的积累性劳损,从而加重组织的病理改变。

腰部慢性劳损在中医学属于"腰痛""腰腿痛"等病证范畴。

【病因病机】

1. 病因　中医学认为,其主要病因是由于劳逸不当,气血筋骨活动失调;腰部急性外伤之后未能获得及时而有效的治疗,迁延成慢性;汗出当风,露卧贪凉,寒湿侵袭,痹阻督带,久而不散,肌筋转趋弛弱,而患者劳作如故,则弛弱之肌筋易引起损伤,使损伤与寒湿并病;五旬以上的老年人,肝肾亏虚,骨髓不足,气血运行失调,督带俱虚,筋骨懈惰,可致腰痛;腰骶部骨骼先天结构异常,常为腰部劳损的内在因素。

2. 病机　由于长期从事弯腰性工作、过度负重性劳动,或经常处于一特定姿势,腰部软组织、骨关节,经常、反复、持续受到挤压、扭转或牵拉,超出其代偿能力,则发生微细变化,如肌肉筋膜松弛、撕裂、瘀血等,当这些变化积累起来后可导致腰痛或腰腿痛。

另外,腰部急性外伤失治日久或治疗不恰当,风寒湿邪、感染等侵害人体,气血瘀滞,筋脉不和,肌肉拘挛,经脉痹阻亦可出现关节结构异常,使肌筋起止点发生异常,则更易导致出现腰部劳损。

【甲诊要点】　小指甲见出现倒刺变,提示腰部有轻度慢性劳损(图 5-13　腰部轻度慢性劳损:小指甲倒刺变)。

第 6 章

男科疾病

一、前列腺炎

前列腺炎,尤其是慢性前列腺炎,是泌尿男性生殖系统最常见的疾病之一。在泌尿外科门诊,有 $8\%\sim25\%$ 的患者因前列腺炎就医。该病以 25—50 岁年龄段的成年男性患病率较高。

本病的临床表现变化多端,病因及发病机制尚未被完全阐明,常用的诊断方法不够详尽。许多临床医生在治疗前列腺炎的过程中感到棘手和困惑,治疗存在一定的盲目性,往偏重抗菌药物治疗,大多数患者对疗效不甚满意。目前已经认识到前列腺炎不是个病,而是具有各自独特形式的综合征(PS)。

前列腺炎的病因错综复杂,确切的病理生理机制尚未被完全阐明。多数认为前列腺炎并不是一个单独的疾病,而是各种不同因素所导致的临床综合征。发病原因与感染(如尿道菌群失调引发的前列腺隐匿性细菌感染)、解剖(前列腺内尿液反流)、精神心理、氧化应激、内分泌(下丘脑-垂体-肾上腺轴功能异常)、神经系统[外周及(或)中枢致敏]、免疫(自身免疫反应)等因素有关。其中 80% 以上为非细菌性因素。

慢性非细菌性前列腺炎发病机制目前尚未明了。病因学十分复杂,存在广泛争议:可能是由一个始动因素引起的,也可能一开始便是多因素的,其中一种或几种起关键作用并相互影响;也可能是许多难以鉴别的不同疾病,但具有相同或相似的临床表现;甚至这些疾病已经治愈,而其所造成的损害与病理改变仍然持续独立起作用。多数学者认为,其主要病因可能是病原体感染、炎症和异常的盆底神经肌肉活动和免疫异常等共同作用的结果。

【病因病机】　中医学认为,前列腺炎与思欲不遂或房劳过度、相火妄动,或酒色劳倦、脾胃受损、湿热下注、败精瘀阻等因素有关,与心脾肾等脏腑关系密切。正如《素问·痿论》所曰:"思想无穷,所愿不得,意淫于外,入房太甚,宗筋弛纵,发为筋痿,及为白淫。"《医宗必读》亦云:"心动于欲,肾伤于色,或强忍房事,或多服淫秽方,败精流溢,乃为白浊。"

1. 病因

(1)房事所伤:本病的发生,首先是与不当的性行为有关。房事过度,或忍精不泄,酒色劳倦,劳伤精气,或性交不洁,湿热之邪由下窍浸淫,以致肾精亏损,湿毒内蕴发为本病。

(2)七情致病:所愿不遂,相火妄动,情志郁闷,精未外出,化热生火,或情志不调,喜怒不时,肝失疏泄,气血流行不畅,气滞血瘀发为本病。

(3)饮食不节:嗜食肥甘酒酪和辛辣炙煿之品,脾胃受损,运化失常,积湿生热,下注膀胱发为本病。

(4)外感湿邪:外感湿热火毒,蕴结不散,湿热秽浊之邪下注;或者下阴不洁,包皮过长,藏污纳垢,湿热下注扰动精室;或外感寒湿,或湿热长期不得清利,相火久遏不泄,精道气血瘀滞。

(5)久病伤及脾肾:久病伤肾或素体阴虚,皆可使肾精内亏,相火易炽;水火失济,阴虚火旺,扰动精室;或病久伤及脾肾,脾气虚则湿愈难化,肾气伤则精易下泄,以致升清降浊功能失常,清浊不分而发为本病。

2. 病机　本病以湿热瘀结为标,脾肾亏虚为本,标本相夹为患,互为影响,病机错综复杂。

(1)肾精亏损:房事过度,或久病伤肾,肾气虚弱,或阴虚火旺,精离其位,精气不固,可见精浊、遗精或不嗣。此外,早期因肾阴亏损,相火易动,以阳事亢进或早泄多见;随后阴损及阳,肾气亏虚,则转为阳事不振、性欲低下,甚至阳痿。

(2)脾失健运:饮食不节,脾胃受损,运化失常,积湿生热,下注膀胱;或者病久伤及脾胃,脾气虚则湿愈难化,以致升清降浊功能失常,清浊不分,湿热下注,可见精浊、小便频数,甚或尿痛。

(3)湿热下注:湿热之邪,由外侵内,下注侵及精室,精浊混淆,精离其位,可见精浊;下注膀胱,膀胱受扰,可见小便频数疼痛。

(4)精道瘀滞:湿热毒邪长期不得清利,或肝气郁结,或寒湿阻滞气机,或运行不畅,可会阴、少腹、睾丸及腰骶等处胀痛不适。

(5)变症纷出:忧思郁怒,本病反复发作,长期不愈,耗气伤阴,心肾不交,则可见情志变化、健忘、忧虑、失眠、多梦、五心烦热等。

【甲诊要点】　左手环(无名)指甲中部见哑铃形变或条状形变,色泽呈淡红变或红变,提示慢性前列腺炎[图 6-1　慢性前列腺炎:左手环(无名)指甲条状红变]。

二、阳痿

阳痿是由于男子阴茎的勃起机制障碍,因而性交时不能勃起,或勃起的硬度不够,不能与女子进行性交活动的一种疾病。目前国内外西医文献多用勃起功能障碍(ED)作为阳痿的替换名,但严格说来,二者并不完全等同。勃起障碍除了勃起不能,还包括了阴茎的痛性勃起和异常勃起等疾病。

偶尔一次性交失败或较短时间内不能正常性交不能称为阳痿。美国学者 Masters 和 Johnson 从性交失败的概率上对阳痿做了限制,认为凡企图性交时阴茎勃起失败达 75% 以上者,才能称为阳痿。中华泌尿外科学会男科学组则从性交失败的时间上对阳痿进行了规范,认为阳痿是指阴茎不能勃起或不能维持足够硬度进行性交持续 3 个月以上者。国际阳痿学会对阳痿所做的定义是:性交时阴茎不能有效地勃起而致性交不满足。

阳痿有时是一种独立的疾病,有时则是某些疾病的并发症状;在临床上以性交时阴茎不能有效地勃起为特点。

男子的性能力因人而异,差别很大。一般规律是,在青春期性成熟后(男子 18 岁左右)性能力最强,阴茎勃起最坚,射精时射程可达 30～40cm,不应期亦较短。若男子 20 岁结婚,其性能力在 25 岁以后就会从顶峰稍有下降;但直到 40 岁,阴茎勃起的坚度不会有太大变化。50 岁以后,阴茎勃起的坚度开始减弱,不应期逐渐延长;从 60 岁开始进入老年期,男子雄激素的分泌大幅度降低,各个器官的功能(包括勃起功能)亦明显减退,表现在阴茎达到完全勃起需要的时间延长,射精无力,且极易疲软等。然而,过去认为男子 60 岁以后性能力丧失的观点是错误的。1979 年费弗在调查中发现,70% 的男子在 68 岁时仍可过有规律的性生活,甚至 25% 的男子在 78 岁时仍性活跃。玛斯特斯等认为,如果从青年时期起维持较高水平的性活动,只要机体不出现严重的急慢性疾病,高龄男子可将某种方式的性活动保持到 70 岁或 80 岁。《素问·上古天真论》甚至有百岁男子犹能生子的论述,说明人类的性活动是没有严格的年龄界限的。因此,将阳痿限定为青壮年之病的表达是不准确的。随着社会物质文明和精神文明的发展,高年阳痿就诊者将日趋增多。

阳痿是中医和西医通用之病名。中医学对阳痿又称阴痿。

【病因病机】 中医学认为,阴茎生于前阴,为宗筋所聚。幼年男子阴茎短小,虽偶有勃起,但不备性交能力;从青春期开始,随着肾气的充盛,在天癸的激发下,人类的内外生殖器及第二性征开始发育,男子阴茎亦渐趋长大,始有了性交的欲望及能力。

阴茎的勃起是由一系列脏腑。经络及气血津液相互协调作用的结果。就脏腑来说,肾主生殖,并在肾精的基础上化生天癸,是相火发生的根源,而相火是启动人类性欲及宗筋勃起的原动力;心主君火,对相火有强大的支配和制约作用,亦可直接或间接

地影响人类性欲和宗筋的勃起；肝藏血，主疏泄，又主宗筋，肝血
在肝气的疏导下对宗筋的快速充盈是阴茎勃起的物质基础；脾为
后天之本，气血生化之源，对天癸及宗筋都有润养支持作用；肺主
一身之气，肺金之气可下达肾水，对宗筋的勃起也有支持作用。
就经络来说，肝脉"循股阴，入毛中，过阴器"，与宗筋的关系最为
密切；而足阳明与足太阴之筋"聚于阴器"，足少阴与足厥阴之筋
"结于阴器"；冲、任、督三脉同起于胞宫，一源三歧，与宗筋亦都有
密切的联系。其中冲、任二脉是天癸输布的主要通路；督脉则直
接达于宗筋，制约阴茎的勃起。如因于内外各种病理因素，导致
上述脏腑及经络的功能活动失调或受损，均可产生阳痿。

　　归纳起来，阳痿的产生有三类病因。

　　1. 情志内伤　根据中医学"五神志"学说，情志内伤可直接导
致五脏的功能紊乱，引起阳痿。临床上常见的有如下几种。

　　(1)情志不遂，肝气郁结：肝主疏泄，疏导一身气机。如男子
性格内向，或情志不遂，或所欲不得，或焦虑过甚，或郁怒不伸，日
久均可影响肝脏的疏导功能，导致肝气郁结，肝血运行失畅，不能
灌溉宗筋，而致阳痿。

　　(2)忧思太过，伤及心脾：心主君火与神志，制约相火；脾在志
主思，为气血生化之源。如劳心积虑，曲运神机；或见色妄情，朝
思暮盼；或频频手淫，性梦遗精；如此劳心太过，抑损心脾，而致君
火偏衰，气血不足，宗筋失养，阳道不振。

　　(3)惊恐内伤，肾气逆乱：肾在志主恐，恐则伤肾，惊则气乱。
如大惊卒恐，则肾气逆乱，阳道立痿。

　　2. 脏腑虚损

　　(1)肾阳衰微，命火不足：年老体衰，元阳不足；或禀赋不充，
素体阳虚；或肾精亏耗，阴损及阳；或久病及肾，伤及元阳等，致使
肾阳衰微，命火不足，无力温煦鼓动宗筋，而致阳痿。

　　(2)肾精不足，阴虚火旺：多素体阴虚，或相火偏盛，平时恣情
纵欲，房事过频，而致肾精匮乏，阴虚火旺。此类患者虽阳道易

兴,但勃而不坚,或甫触即痿,难行房事。

(3)脾肺两虚,宗气不足:肺主一身之气,脾主运化水谷精微,为气血生化之源,二者与宗气的形成至关重要。如肺病日久,或脾脏受损,均可致宗气不足,不能下达于肾,而致阳痿。

3. 外邪侵袭

(1)湿热下注,伤及肝脉:多因形体丰盛,素有痰湿,更加偏嗜辛辣炙煿,而致湿热内蕴;或强力入房,忍精不泄,而致败精瘀滞精道,酿为湿热;或交合不洁,湿热毒邪盘踞肝脉;或热病后湿热未清,下注肝经等;均可导致湿热下注,伤及肝脉,而致宗筋痿废不用。

(2)寒邪凝滞,伤及肝脉:如素体阳虚,寒湿内盛;或居处寒冷潮湿,坐卧湿地;或寒冷作业,以水为事;均可致寒邪凝滞肝脉,影响宗筋的勃起。

(3)痰瘀交结,宗筋失用:多见于老年患者或久病入络,由于脏腑的气化功能减弱,痰瘀等病理产物阻滞经络脉道,影响气血的转输,而致宗筋失用。

(4)跌仆损伤,伤及冲、任、督脉:多因手术或外伤,而致瘀血内阻,冲、任、督脉受损,宗筋不能勃起。

【甲诊要点】

1. 小指甲见白环(半月痕)变[图6-2 阳痿:小指甲白环(半月痕)变]或白斑变。

2. 小指甲皮囊黑变(图6-3 阳痿:小指皮囊黑变、皮带宽大变);小指皮带宽大变(图6-4 阳痿:小指皮带宽大变)或甲根白斑变(图6-5 阳痿:小指甲根白斑变)。

第7章

妇、儿科疾病

一、盆腔炎性疾病

盆腔炎性疾病是女性常见病，指女性上生殖道及其周围结缔组织的炎症，多发生于产后、流产后和妇科手术后。炎症可局限于一个部位，也可同时累及几个部位。按感染部位可分为子宫内膜炎、子宫肌炎、输卵管炎、输卵管卵巢脓肿、盆腔结缔组织炎、盆腔腹膜炎，以及盆腔脓肿等。按临床发病过程分为盆腔炎性疾病和盆腔炎性疾病后遗症，相当于既往的急性盆腔炎和慢性盆腔炎。

盆腔炎是一种常见的妇科疾病，多见于育龄期妇女。在一些性生活紊乱、性病泛滥的国家中，此病尤为常见。在我国，由于个人卫生及医疗条件的限制，或对妇科小手术的无菌操作重视不足，以及宫内节育器的广泛应用等原因，盆腔炎也较常见。

西医学认为，盆腔炎性疾病是由于产褥期、流产后，或宫腔、盆腔手术，或经期不注意卫生等原因，机体的自然防御功能受到破坏，病原体沿生殖道黏膜上行蔓延，或经淋巴系统蔓延，或经血循环传播，或经腹腔其他脏器感染后，直接蔓延侵入内生殖器官及其周围结缔组织、盆腔而致病。引起盆腔炎的病原体有来自原寄居于阴道内的菌群和来自外界的病原体。病原体可以仅为需氧菌或仅为厌氧菌，但以需氧菌及厌氧菌混合感染为多见，可伴有或不伴有性传播疾病的病原体，性传播疾病的病原体主要为淋病奈氏菌和沙眼衣原体。据报道在西方国家性传播疾病的病原体是引起盆腔炎的主要病原体,在美国,40%～50%盆腔炎是由淋病奈氏菌引起,10%～40%盆腔炎可分离出沙眼衣原体。在我国,淋病奈氏菌、沙眼衣原体引起的盆腔炎也在增加,已引起人们的重视。

盆腔炎性疾病的病理改变主要表现为急性子宫内膜炎、子宫肌炎、急性输卵管炎、输卵管积脓、输卵管卵巢脓肿、急性盆腔腹膜炎、急性盆腔结缔组织炎,甚至并发脓毒血症。若盆腔炎性疾病未能及时正确治疗,则可形成盆腔炎性疾病后遗症,主要表现为输卵管阻塞不孕、异位妊娠、慢性盆腔痛及盆腔炎性疾病的反复发作。

盆腔炎属于中医学"带下病""妇人腹痛""热入血室""产后发热""癥瘕"等病证范畴。

【病因病机】 中医学认为,盆腔炎性疾病的发生一般都有明显的诱发因素,如分娩、流产、宫腔手术操作、经行房事等,此时妇人胞宫、胞脉空虚,血室正开,气血耗伤而余血未尽,若调摄失当,或手术消毒不严,湿、热、毒邪乘虚而入,与气血相搏结,蕴积胞宫、胞脉、胞络,冲任损伤,正邪交争而成。

至于盆腔炎性疾病后遗症,中医学认为与以下因素有关。

1. 湿热瘀结 素有湿热内蕴,流注下焦,阻滞气血,瘀积冲任;或经期产后,余血未尽,感受湿热之邪,湿热与血相搏结,瘀阻冲任,胞脉血行不畅而发病。

2. 气滞血瘀 素性抑郁,或忿怒过度,肝失条达,气机不利,气滞而血瘀,冲任阻滞,胞脉血行不畅而发病。

3. 寒湿凝滞 经行产后,余血未尽,冒雨涉水,感寒饮冷;或久居寒湿之地,寒湿伤及胞脉,血为寒湿所凝,冲任阻滞,血行不畅而发病。

4. 脾虚湿瘀互结 素体脾虚,或饮食、劳倦、思虑伤脾,脾虚运化失司,湿浊内生,注于下焦,与瘀血相搏结,湿瘀互结,冲任损伤而发病。

5. 肾阳虚衰 素秉肾气不足,或房事过度,命门火衰;或经期摄生不慎,感受风寒,寒邪入里,损伤肾阳,冲任失于温煦,胞脉虚寒而发病。

盆腔炎性疾病急性期以实证为主,其后遗症则以虚实夹杂居多。

【甲诊要点】

1. 慢性盆腔结缔组织炎

(1)示(食)指甲缘甲肉分离,边缘或黑变。

(2)示(食)指皮囊轻度肿胀变;并见紫红变[图7-1 慢性盆腔结缔组织炎:示(食)指甲缘甲肉分离变,边缘黑变;示(食)指皮囊轻度肿胀变、紫红变]。

(3)环(无名)指甲或小指甲见黑色缺变[图7-2 慢性盆腔结缔组织炎:环(无名)指甲黑色缺变]。

(4)十指甲均见灰白色变。

2. 慢性输卵管炎

(1)示(食)指甲甲缘或外侧缘见淡红色变[图7-3 慢性输卵管炎:示(食)指甲甲缘淡红变]。

(2)环(无名)指甲缘与桡侧近端见淡红色变[图7-4 慢性输卵管炎:环(无名)指甲甲缘与桡侧近端淡红变]。

(3)环(无名)指甲边缘见污垢变[图7-5 慢性输卵管炎:环(无名)指甲边缘污垢变]。

(4)示(食)指甲面见点状凹凸变,皮囊见暗紫色变[图7-6 慢性输卵管炎:示(食)指甲面点状凹凸变,皮囊暗紫色变]。

(5)中指甲见淡红色变,并见明显的凸条变[图7-7 慢性输卵管炎:中指甲淡红变、凸条变]。

3. 卵巢周围炎

(1)示(食)指甲内侧缘见毛糙变[图7-8 卵巢周围炎:示(食)指甲内侧缘毛糙变];或甲面见粗细不等的凹凸变,其边缘见红色变[图7-9 卵巢周围炎:示(食)指甲面粗细不等凹凸变,边缘红变〕。

(2)示(食)指甲缘见缺变〔图 7-10　卵巢周围炎:示(食)指甲缘缺变〕。

(3)示(食)指甲面见明显凹凸条变,其甲根皮带呈毛糙变〔图 7-11　卵巢周围炎:示(食)指甲缘缺变〕。

(4)示(食)指皮囊肿胀变、深紫色变,提示急性卵巢周围炎〔图 7-12　急性卵巢周围炎:示(食)指皮囊肿胀变、深紫色变〕。

(5)示(食)指皮囊萎缩变、淡紫色变,提示慢性卵巢周围炎〔图 7-13　慢性卵巢周围炎:示(食)指皮囊萎缩变、淡紫色变〕。

二、不孕症

凡生育年龄的妇女,配偶生殖功能正常,婚后同居一年以上,未采取避孕措施而未能受孕者;或曾经受孕而一年又不再受孕者,称为不孕症。前者称为原发性不孕;后者称为继发性不孕。

不孕症是一个严重困扰家庭和社会的实际问题。根据相关调查结果,近年来我国不孕症发病率呈逐年上升趋势,平均发病率达 12.5%～15.0%,已成为日渐受重视及关注的社会问题。不孕症发病率的上升与环境污染、婚育年龄的推迟及工作压力的增加等因素密切相关。总之,对不孕症的研究和诊治,不仅符合伦理道德的要求,而且也是计划生育范畴的重要内容。

西医学认为,受孕是一个复杂而又协调的生理过程,必须具备下列条件:卵巢排出正常卵子;精液正常并含有正常精子;卵子和精子能够在输卵管内相遇并结合成为受精卵,受精卵顺利地被输入子宫腔;子宫内膜已充分准备适合于受精卵着床。这些环节任何一个不正常,便能阻碍受孕。

"不孕"一词早在 2000 多年前的中医经典著作《内经》中已有论述,《素问·骨空论》云:"督脉者……此生病……其女子不孕。"《山海经》中称为"无子",唐《备急千金要方》中称为"全无子",又称为"断绪"。历代医家对不孕症的论述,散见于"求嗣""种子"

"子嗣""嗣育"等篇章之中。

【病因病机】《妇科玉尺·求嗣》中引万全曰:"男子以精为主,女子以血为主,阳精溢泻而不竭,阴血时下而不愆,阴阳交畅,精血合凝,胚胎结而生育滋矣。"由此可见,生殖的根本是以肾气、天癸、男精女血作为物质基础的。

《千金要方》指出夫妇双方的疾患可致不孕:"凡人无子,当为夫妇具有五劳七伤,虚赢百病所致,故有绝嗣之殃。"女性不孕原因复杂。《石室秘录·子嗣论》云:"女不能生子,有十病。"十病者为:胞宫冷、脾胃寒、带脉急、肝气郁、痰气盛、相火旺、肾水衰、督脉病、膀胱气化不利、气血虚。《圣济总录》载有:"女子所以无子者,冲任不足,肾气虚寒也。""胞络者系于肾","肾者,主蛰,封藏之本,精之处也","肾主冲任,冲为血海,任主胞胎",故肾虚是不孕症的重要原因。由于脏腑经络之间的生克制化,寒、湿、痰、热、瘀之间的相互影响及其转化,临床上有多种病因,产生不同的证候,这些原因导致肾和冲任的病变,不能摄精受孕而致病。结合前人的认识和临床实际,导致不孕症的常见证候有:肾虚、血虚、肝郁、痰湿、湿热、血瘀等。

1. 肾虚　"肾主生殖",故肾虚直接影响孕育。

(1)肾阳虚:先天禀赋不足,肾气不充,天癸不能按时而至,或至而不盛;或房事不节,久病及肾,或阴损及阳等,导致肾阳虚弱,命门火衰,冲任不足,胞宫失于温煦,宫寒不能摄精成孕。

(2)肾阴虚:房劳多产,失血伤精,精血两亏;或素体性燥多火,嗜食辛辣,暗耗阴血而导致肾阴不足,肾精亏损,精血不足,冲任失滋,子宫干涩,不能摄精成孕。或由肾阴不足,阴虚火旺,血海太热,不能摄精成孕。

(3)肾阴阳两虚:肾阴虚和肾阳虚的证候可先后或同时出现,兼有上述两型的证候特点。

2. 血虚　血是月经的物质基础。若体质素弱,阴血不足;或脾胃虚损,化源衰少;或久病失血伤津,导致冲任血虚,胞脉失养,因为血虚,就没有摄精成孕的物质基础,而导致不孕。

3. 肝郁　女子以血为本,肝主藏血,喜疏泄条达,冲脉隶属于肝,司血海,为机体调节气血的枢纽。如因七情六欲之纷扰,致使肝失条达,气机郁滞,肝气郁结,疏泄失常,则气滞血瘀,气为血帅,血赖气行,郁而不舒,气血失和,冲任不能相资而月事不调,则难以受孕。或肝郁化火,郁热内蕴,伏于冲任,胞宫血海不宁,难于摄精成孕。

4. 痰湿　痰湿成因,关乎脾肾两脏,脾肾阳虚,运化失调,水精不能四布,反化为饮,聚而成痰,痰饮黏滞缠绵,纯属阴邪,最易阻滞气机,损伤阳气,痰湿阻滞,气机不畅,冲任不通,月事不调,故成不孕。或寒湿外侵,困扰脾胃;或恣食膏粱厚味,阻碍脾胃,运化失司,痰湿内生,流注下焦,滞于冲任,壅塞胞宫而致不孕。

5. 湿热　湿热可因脾虚生湿,遏而化热酿成;或因肝脾不和,土壅木郁而生;或恣食肥甘酿生;也可因淋雨涉水,久居湿地,或受湿邪熏蒸而成。湿热流注下焦或湿热之邪直接犯及胞脉、胞络、胞宫、阴户,客于冲任带脉,任带失约,冲任受阻,终难成孕。

6. 血瘀　多因情志内伤,气机不畅,血随气结;或经期产后,余血未净续外感内伤致使宿血停滞,凝结成瘀;或寒凝瘀阻;或热郁血凝;导致血瘀气滞,癥瘕积聚积于胞中,阻碍气血,经水失调,精难纳入,更难于受孕。此外,气弱血运无力,气虚血瘀,或病邪流滞,留塞胞门者,必难受孕。

以上6个方面的病因病机,临床上单一出现,亦可多元复合出现,最终导致不孕症。

【甲诊要点】

1. 输卵管炎性阻塞性不孕症

(1)示(食)指甲外侧缘见黑条变[图7-14　输卵管炎性阻塞性不孕症:示(食)指甲外侧缘黑条变]。

(2)示(食)指甲肉分离变[图7-15　输卵管炎性阻塞性不孕症:示(食)指甲肉分离变]。

(3)示(食)指甲周皮肤粗糙变[图7-16 输卵管炎性阻塞性不孕症:示(食)指甲周皮肤粗糙变]。

(4)一侧示(食)指出现上述甲征,提示同侧输卵管有阻塞;两侧示(食)指均见上述甲征,提示两侧输卵管均有阻塞。

2. 卵巢囊肿、卵巢功能障碍性不孕症

(1)示(食)指甲内侧缘见粗细不等凹凸条变[图7-17 卵巢囊肿、卵巢功能障碍性不孕症:示(食)指甲内缘粗细不等凹凸条变]。

(2)示(食)指甲面见弯曲、毛糙变[图7-18 卵巢囊肿、卵巢功能障碍性不孕症:示(食)指甲面弯曲、毛糙变]。

(3)示(食)指甲缘皮肤见粗糙变[图7-19 卵巢囊肿、卵巢功能障碍性不孕症:示(食)指甲缘皮肤粗糙变]。

(4)示(食)指皮囊见淡紫色变[图7-20 卵巢囊肿、卵巢功能障碍性不孕症:示(食)指皮囊淡紫色变]。

3. 子宫偏小(发育不全)性不孕症

(1)示(食)指头较尖、较瘦变,与其他指头相比较偏小[图7-21 子宫偏小(发育不全)性不孕症:示(食)指头偏尖、偏瘦变]。

(2)示(食)指甲根皮带紧缩变,很难见及饱满[图7-22 子宫偏小(发育不全)性不孕症:示(食)指甲根皮带紧缩变]。

(3)示(食)指甲根见较小圆形白环(半月痕)变[图7-23 子宫偏小(发育不全)性不孕症:示(食)指甲根较小圆形白环(半月痕)变]。

(4)示(食)指甲甲质较瘦薄而软弱变或稍弯曲变[图7-24 子宫偏小(发育不全)性不孕症:示(食)指甲甲质瘦薄变或稍弯曲变]。

4. 贫血(宫寒)性不孕症

(1)示(食)指甲甲质见较为瘦薄变或反而见较为厚实变,但均无光泽可见[图7-25 贫血(宫寒)性不孕症:示(食)指甲甲质厚实变,且无光泽]。

（2）示（食）指甲甲色苍白变。

（3）示（食）指甲皮囊较为瘦薄呈干瘪状变。

（4）示（食）指甲皮带较小，较为紧缩变。

（5）示（食）指甲甲缘不圆滑而见锯齿状变[图7-26 贫血（宫寒）性不孕症：示（食）指甲瘦薄变，无光泽；甲色苍白变；皮囊瘦薄、干瘪变；皮带较小，紧缩变；甲缘不圆滑锯齿状变]。

5. 子宫内膜结核性不孕症

（1）拇指甲面灰白变，无光泽可见（图7-27 子宫内膜结核性不孕症：拇指甲面灰白变，无光泽）。

（2）示（食）指甲外侧缘见向上反卷，不平整变[图7-28 子宫内膜结核性不孕症：示（食）指甲外侧缘向上卷起，不平整变]。

（3）十指甲均见特别油亮而光滑变（图7-29 子宫内膜结核性不孕症：十指甲油亮而光滑变）。

三、小儿缺铁性贫血

缺铁性贫血（IDA）是由于体内贮存铁缺乏，导致血红蛋白合成减少而引起的一种小细胞低色素性贫血，其特点是骨髓、肝、脾等器官组织中缺乏可染色铁，血清铁浓度、运铁蛋白饱和度和血清铁蛋白降低，铁剂治疗效果良好。缺铁性贫血影响着全世界范围内大概十亿的人口。2004年WIHO资料显示，发展中国家4岁以下儿童贫血患病率为46%～66%，其中约50%是缺铁性贫血。我国5岁以下儿童的缺铁性贫血患病率为18.8%，城市和农村分别为12.7%和20.8%。缺铁可对儿童的运动能力，生长发育，免疫功能造成一定的危害。

西医学认为，小儿缺铁性贫血主要由以下因素所造成：①先天储铁不足；②铁摄入量不足；③生长发育快；④铁的丢失过多。

小儿缺铁性贫血属于中医学的"血虚""虚劳""疳证""黄肿病"等病证范畴。

【病因病机】 中医学认为，小儿缺铁性贫血的形成与饮食失调、护理不当，禀赋不足、脾胃虚弱，久病不愈、脏腑虚损，亡血失血，感染诸虫等因素有关。其病位在脾、肾，与心、肝等脏密切相关。

1. 病因

（1）饮食失节，喂养不当：小儿脏腑娇嫩，形气未充，脏器功能均未完善，有待逐渐发育成熟，需要有充分的营养物质供应。但小儿脾常不足，因饮食失节，喂养不当，脏腑虚损，虫积致损等损伤脾胃，脾胃虚弱，气血生化无源，造成贫血。

（2）禀赋不足，生化乏源：孕期失于调护，或母体素弱，气血不足，影响胎儿生长发育，致使形气不足，气血内亏而成贫血。因此小儿缺铁性贫血常见于早产、双胎、多胎。正如《小儿药证直诀》所曰："生下面色无精华，肌肉薄，大便白水，身无血色……"

（3）脏腑虚弱，形气不足：脾为后天之本，胃乃水谷之海，脾胃为气血生化之源。若脾虚不能腐熟水谷，吸收精微，转化成血；肾主骨生髓，肾虚精髓不养血，骨失所养，新血不生；肝虚藏血不足，筋脉爪甲失于血养；心虚血脉失主，供血不足。

（4）久病大病，耗伤气血：大病、久病耗伤气血，或影响脾胃运化，或病后失调，可导致气血不足，气不生血，气血两亏。

2. 病机　血之与气，一阴一阳，互根互用，血为气之母，气为血之帅，血虚可致气虚，气虚也可影响生血而致血虚。气血亏少不能上荣于面，而见面色萎黄或苍白无华；偏于气虚则倦怠肢软，纳少，便溏；心血不足，心神失养，可见失眠多梦，心悸健忘；肝血不足则见爪甲色淡无泽，甚或枯槁脆裂，头昏眼花；精血同源，血虚日久，损及肾精，肾精亏虚则症见耳鸣耳聋，腰膝酸软，毛发干枯易脱落等。

本病初起一般症状较轻，经正确治疗，合理调护，便可痊愈。但本病发病缓慢，病程长，经治疗症状缓解后，尚须巩固疗效，不可即刻停药，否则易于复发。若贫血时间过长，五脏六腑、四肢百骸失于濡养，可严重影响小儿的体格生长、智力发育，甚至出现脾肾阳虚、阴亏阳竭的危候。

【甲诊要点】 十指甲均见淡白色变,毫无血色表现(图 7-30 小儿缺铁性贫血:十指甲均淡白色变,无血色)。

第8章

眼科疾病

一、急性卡他性结膜炎

急性卡他性结膜炎,俗称"暴发火眼"或"红眼病",是最常见的眼部感染性疾病之一。本病传染性强,主要为接触传染,如手帕、毛巾、手、水等,多于夏秋季节在学校、幼儿园、公共场所或家庭中散发或流行,任何年龄组均可发病。临床以发病急,多双眼发病,结膜充血显著,有较多黏液性或脓性分泌物为主要特征。常自觉流泪、烧灼感,异物感等。病程2~3周,有自愈趋势,也可转为慢性。本病一般预后良好。

本病系由细菌感染所引起,常见的致病菌有Koch-Weeks杆菌、肺炎双球菌、葡萄球菌,流感杆菌和链球菌等。卡他性炎是黏膜组织发生的一种渗出性炎症,由于渗出物的性质不同,卡他性炎又分为浆液性、黏液性和脓性等类型。浆液性卡他是黏膜的浆液性炎,以浆液性渗出为主;黏液性卡他是黏膜的黏液分泌亢进的炎症;脓性卡他是黏膜面的化脓性炎症。在炎症病的发展过程中,这几种类型可相互转变,也可同时发生。

急性卡他性结膜炎属于中医学"伤寒眼""暴风客热""风火眼""淫热眼""暴疾风热外障""暴风火眼"等病证范畴。《审视瑶函》载其:"暴风客热忽然猖,睥胀头疼泪似汤,寒热往来多鼻塞,目中沙涩痛难当。"《科传眼科龙木论》云:"白睛胀起盖乌睛,睑肿还应痒痛生。"详细描述了本病的基本特征。

【病因病机】 本病属白睛疾病,白睛为气轮,内应于肺。若风热邪毒外袭,客于风热阳盛之人,内外合邪,风热相搏,客留肺经,交攻于目而猝然发病。

【甲诊要点】　拇指甲桄(外)侧近中段或近段处,见紫红变[图 8-1　急性卡他性结膜炎:拇指甲桄(外)侧近中段处紫红变]。

二、单纯疱疹性角膜炎

单纯疱疹性角膜炎(HSK)为单纯疱疹病毒Ⅰ型(HSVⅠ)感染所致。有原发和继发两种,原发者多见于幼儿,约 10% 有临床症状,故极为少见。临床多为继发,继发者只有在某种非特异性刺激如发热、上呼吸道感染、外伤、糖皮质激素治疗等诱因及机体抵抗力低下的情况下才会发病。多见于青壮年,多为单眼。角膜病变表现有多种形式,可为树枝状、地图状、盘状。本病的特点是常反复发作,迁延难愈。眼症初期,病变位于角膜浅层,容易治疗,愈后遗留薄翳或恢复透明;若反复发作,病变侵犯实质深层或治疗不及时,则严重影响视力,甚至失明。

西医学认为,本病是由单纯炮疹病毒Ⅰ型感染引起,单纯疱疹病毒广泛存在于健康人体的口腔、肠道及呼吸道内,但无症状。原发感染多见于对病毒无免疫力的儿童,尤其是 6 个月至 2 周岁的婴幼儿,多表现为水疱及溃疡性口腔炎;如发生在眼部则为急性结膜、角膜炎,但临床较为少见。由于原发感染产生抗体,病愈后病毒长期潜伏在体内,角膜组织内也可形成潜伏感染,遇有免疫力低下(如发热或用免疫抑制药)时,则可引起复发感染,在眼部表现为角膜炎。近年来,由于临床广泛应用糖皮质激素、免疫抑制药,使全身或眼部免疫力低下,导致本病发病率有所增加,甚至反复发作,但对其复发机制目前尚未完全明确。

单纯疱疹性角膜炎属于中医学"聚星障""花翳白陷""混睛障"等病证范畴。

【病因病机】

1. 病因

(1)外感风热或风寒上犯于目;外邪入里化热,或肝经伏火,火热上炎,邪毒炽盛所致。

(2)素食煎炒五辛,致脾胃湿热蕴积,蒸灼黑睛而发病。

(3)素体阴虚或患热病后灼伤津液,以致阴津缺乏虚火上炎,再兼外邪为犯而发病。

2. 病机　本病位于黑睛,责之于肝,但与脾肾关系密切。

(1)病刚初起,因风邪为犯,风性轻扬,有升发、向上的特性。目为上窍,易受风邪,黑睛属肝,风邪上攻黑睛,以致黑睛生翳,目赤疼痛、畏光流泪等症状;若肝炎炽盛,邪毒入里,黑睛受灼,则眼症加重,黑睛溃陷;火邪壅滞,气血瘀阻,可致抱轮红赤或白睛混赤等,多属实证。

(2)脾胃湿热内蕴,浊气上犯,蒙蔽清窍,以致眼症缠绵不愈,黑睛水肿明显,星翳经久不愈或反复发作,多属实证。

(3)本病多属热证,热病伤阴,肝肾同源,肝肾阴虚,或素体虚弱,正不胜邪,以致黑睛翳障久不愈合或反复发作;多为本虚标实的表现,如治疗不当,则严重影响视力,甚至失明。

【甲诊要点】　拇指甲桄(外)侧近中段或近段,见紫红变[图8-2 单纯疱疹性角膜炎:拇指甲桄(外)侧近中段处紫红变]。

三、老年性白内障

老年性白内障,亦可称为"年龄相关性白内障",是指与年龄相关的眼晶状体混浊的一种最常见的致盲眼病,随着年龄增长、机体衰老而发生渐进性视力下降乃至失明。通常双眼先后发病,因晶状体混浊程度不同临床上视力表现有差异,初发期的白内障以药物治疗为主,尤其是应用中医药整体调理为佳;近成熟期的白内障则以手术治疗为主,尤其是采用现代囊外超声乳化吸除白内障加人工晶体植入方法为佳。

西医学对老年性白内障的确切病因不明。目前较公认,生理老化学说,营养代谢学说,醌体学说,红、紫外线学说,内分泌紊乱学说与先天遗传学说,可能是老年性白内障发生与发展的相关因素。

此外,高血压病、饮食习惯、生活环境亦为诱发白内障不可忽视的重要因素。

老年性白内障在中医眼科学中属于"圆翳内障"的病证范畴,亦有"如银内障""偃月翳障"等称谓。

【病因病机】

1. 病因 老年性白内障之混浊晶状体在中医眼科学中称晶珠,在五轮学说中属于水轮,在五脏中属肾。《灵枢·大惑论》曰:"五脏六腑之精气皆上注于目而为精。"眼的疾病,与五脏六腑均有联系。中医学认为,老年性白内障多因年老体衰,肝肾亏损,精血不足,脾虚失运,精气不能上荣于目所致。

此外,血虚肝旺,肝经郁热上扰或阴虚夹湿热上攻也可致晶珠混浊。

2. 病机

(1)肝肾亏损:《灵枢·五癃津液别》云:"五脏六腑之津液,尽上渗于目",《审视瑶函·目为至宝论》说:"究其因皆从耽酒恋色,嗜欲无穷""因知肝肾无邪,则目决不病",说明肝肾不足,阴精亏损是本病的主要病因。《目经大成·偃月障七十一》谓:"盖真阳衰惫,好动能劳",提示真阳亏损是偃月障的病因之一。

(2)脾气虚弱:李东垣《兰室秘藏》则进一步阐述曰:"夫五脏六腑之精气,皆禀受于脾,上贯于目。脾者诸阴之首也,目者身脉之宗也,故脾虚则五脉之精气皆失所司,不能归明于目矣。"北宋《太平圣惠方》云:"症状多般,皆是摄养有乖,致使眼目生患,凡人多餐热食……皆是丧目之因也。"脾虚气弱不能运送精气上濡目窍,晶珠失善而混浊,病发圆翳内障。

(3)热壅津伤:无论六淫外感入里化热,或饮食不节生热,抑或五志过激化火生热,均可上犯目窍,并灼伤津液,引起晶珠混浊。

(4)湿热上犯:湿热之邪停积日久,上犯眼目则常致晶珠混浊,翳障自生。正如《证治准绳》论枣花障所曰:"凡性躁急及患痰火,竭视劳瞻,耽酒嗜辣,伤水湿热之人,多罹此患。"

(5)气血亏虚:《内经》中有"气脱者目不明""肝受血而能视""久视伤血"的理论,气血两亏,晶珠自当失养而混浊,则发生翳障。

(6)肝郁气滞:《内经》谓:"肝开窍于目,肝气条达则目能视万物,肝郁气滞则蒙蔽目窍,视物昏蒙,内障随生。"《证治准绳·七窍门》银风内障中曰:"瞳神大,或一片雪白如银……属于气忿,怒郁不得静,尽伤真气。此乃痼疾。"述及如银内障,"有一点从中起,视渐昏而渐变大不见者,乃郁滞伤乎太和清纯之元气。"

【甲诊要点】　拇指甲桄(外)侧近、中或远段处,见云雾状灰色变[图8-3　老年性白内障:拇指甲桄(外)侧近、中或远段处云雾状灰色变]。

四、高度近视眼

高度近视眼一般是指眼屈光度大于−6D的一类屈光不正。高度近视胀的眼轴明显长于正视眼,并逐年增长,近视的屈光度数进行性加深,球后段扩张而眼后段巩膜变薄,并伴有视网膜脉络膜等退行性改变,从而引起视功能障碍。高度近视眼可伴有多种并发症,可严重影响视功能。高度近视眼不似一般近视眼,可进行性发展,高度近视眼与后天性获得性近视眼亦不一样,与职业无明显关系,但与遗传有关。因此高度近视眼又称先天性近视眼、进行性近视眼、遗传性近视眼、变形近视眼、恶性近视眼、病理性近视眼等。

和一般近视眼不一样,高度近视眼除远视力差以外,近视力也不一定好,其远视力甚至不能用配镜给予满意的矫正。另外伴随着并发症的发生,高度近视眼可出现眼前黑影遮挡、眼前黑影飘舞,甚或视力剧降、失明等临床症状。

西医学对高度近视眼的病因至今仍未完全明确,认为该病主要因于遗传,常染色体隐性遗传为主,亦有认为是常染色体显性遗传或连锁隐性遗传,亦可起因于胚胎发育异常,其病理变化发生在出生前,发展在出生后,随着年龄增加,病理过程一直在进行。其发病机制有多种学说,涉及种族、遗传、感染、营养紊乱、血液循环障碍、免疫异常、眼压作用等,主要以机械学说和生物学说两大学说为主。

一般认为,高度近视眼属常染色体隐性遗传眼病。但遗传因素的作用环节尚未明了。眼球的每层结构即视网膜、脉络膜及巩膜各有其自身生长特点,神经外胚层决定了眼的胚胎发育,其中视网膜组织占主要地位,通常眼各部分组织充分协调而使眼保持正视状态,若由于遗传决定致视网膜过度生长,致使巩膜为了适应而变薄,由此形成了近视眼的解剖特征。

中医学并无高度近视眼这一病名,根据临床表现,高度近视早期属于中医学的"能近怯远"等病证范畴。随着病情发展出现玻璃体混浊、眼底出血、视网膜脉络膜变性、视网膜脱离等,患者出现眼前黑花飞舞,视远不清,视近亦不清,或视力剧降等,则可分别划归中医学的"云雾移睛""视瞻昏渺""暴盲"等病证范畴,统属于瞳神疾病。

【病因病机】

1. 病因　中医学认为,高度近视眼是神光不得发越,或神光衰微。其主要病因与遗传有关,并受到体质、环境、饮食、劳倦等因素的影响。

2. 病机

(1)肝肾亏虚,肝主藏血,肾主藏精,体质失于调养、工作学习环境不佳,并劳瞻竭视,过耗目力,而致"久视伤血",肝血肾精耗伤,不能养目,神光衰微,则神膏(玻璃体)、晶珠(晶状体)失养而混浊变性,致视物昏花,跟前黑影飞舞,视力逐渐下降。

(2)脾虚失运,五脏六腑之精运化不足,气虚于内,神光不得发越而不能视远。脾主肉,过用目力,劳伤筋肉,可致睫状肌痉挛而促使屈光度加深。脾虚为本,以气血郁滞、痰湿积聚为标,病变过程中以虚证表现为主,脾主运化喜燥恶湿,脾虚,精微不运反聚而成痰湿,血不养脉而致黄斑部脉络膜新生血管形成;脾虚不统摄血脉,则血溢络外而致出血,出血量少则有眼前中央雾状暗影,量多而厚则可致视力剧降甚至暴盲。"血养水,水养膏,膏护瞳神",肝郁脾虚,神水(房水)瘀滞,则致眼压升高,日久会损及瞳神而致视力下降甚至失明。

(3)先天禀赋不足,故自幼发病的很多,但其亦与后天环境、调养等有关,故亦有在发育期,甚至成年期才有表现。发病初期往往仅以视远蒙为主,视近尚可,但随着病程发展,可致视远、视近均差,并出现并发症而严重影响视力甚至失明。

【甲诊要点】　拇指甲桡(外)侧近段或近中段处,见云雾状淡灰色变[图8-4　高度近视眼:拇指甲桡(外)侧近段或近中段处云雾状淡灰色变]。

第 9 章

耳鼻咽喉口腔科疾病

一、慢性化脓性中耳炎

慢性化脓性中耳炎是中耳黏膜、骨膜或深达骨质的慢性化脓性炎症。病变不仅位于鼓室，还常侵犯鼓窦、乳突和咽鼓管。临床上以耳内长期间断或持续耳漏、鼓膜穿孔、伴有或不伴有听力下降为特点，严重者可引起颅内、颅外并发症。

本病为耳科常见病，常继发于急性化脓性中耳炎，凡急性化脓性中耳炎病后 6～8 周尚未痊愈者，将演变为本病。据国内山东省、河南省和北京市对居民健康普查结果，其发病率为 1.2％～1.84％，其中以儿童发病率为高，占 1.4％～5.23％。据国外有关报道，儿童的发病率为 8.8％。近年来，随着生活水平的提高，本病发病率有所下降，由其引起的颅内外并发症亦日渐减少。

西医学认为，本病病因有以下 3 个方面。其一，是急性化脓性中耳炎失治误治，病程迁延 8 周以上，或急性坏死性中耳炎，病变深达骨质者；其二，是鼻、咽部存在腺样体肥大，慢性扁桃体炎，慢性化脓性鼻窦炎等疾病，常为本病的重要诱因；其三，全身或局部抵抗力下降、婴幼儿免疫功能低下，患急性中耳炎时较易演变为慢性。

本病常为两种以上化脓性细菌的混合感染，病程中感染的细菌可有改变。致病菌以变形杆菌、铜绿假单胞菌、金黄色葡萄球菌、大肠埃希菌较为常见。近年来，人们对在久治不愈的化脓性中耳炎中发现的厌氧菌感染越来越重视。

慢性化脓性中耳炎,属于中医学"脓耳"等病证范畴。

【病因病机】 本病多因急性化脓性中耳炎治疗无效,邪毒滞留,病程迁延而成,与脾、肾亏损关系密切。

1. **脾虚湿困** 素体脾气虚弱,健运失职,湿浊内生,加之正不胜邪,邪毒滞留,与湿浊困聚耳窍,以致脓耳缠绵难愈。

2. **肾元亏损** 先天不足,或后天肾精亏耗,以致肾元虚损,耳窍失养,邪毒乘虚侵袭或滞留,使脓耳迁延难愈,肾虚耳部骨质失养,不堪邪毒腐蚀,久之骨腐脓浊而臭,甚至邪毒内陷,导致脓耳变证。如邪毒波及耳后完骨则成耳根毒,犯及耳部经络则成脓耳口眼㖞斜、脓耳眩晕,如邪毒入营邪犯心包则成黄耳伤寒。

总之,本病的病因、病机为脾虚湿困,肾元亏损,邪毒滞留于耳窍,以脾虚、肾元亏损为本,以湿毒为标。

【甲诊要点】 拇指甲尺(内)侧中段处,见紫红色条状变[图9-1 慢性化脓性中耳炎:拇指甲尺(内)侧中段处紫红色条状变],提示慢性化脓性中耳炎。

二、慢性鼻炎

慢性鼻炎,是指鼻腔黏膜或黏膜下的炎症持续数月以上,或炎症反复发作,间歇期内亦未能恢复正常,致病微生物的感染未必明确,以鼻塞为主要临床表现,伴分泌物增多,鼻黏膜肿胀或增厚等功能障碍的常见病。临床上将慢性鼻炎分为慢性单纯性鼻炎和慢性肥厚性鼻炎,二者病因相同,后者多由前者发展而来。

本病好发于青少年,12－30岁多见,无性别及地域差异。秋冬季节发病率较高,部分患者夏季症状可好转或消失。病程常持续数月以上或反复发作。

慢性鼻炎属于中医学"鼻窒"等病证范畴。鼻窒在历代文献资料中又称为"鼻齆""鼻塞""鼻塞气息不通"等。

【病因病机】 中医学认为,慢性鼻炎的发生常与外感时邪有关,风寒暑湿燥火诸邪犯肺,稽留不去,鼻失宣畅气息出入受阻。

古代中医早有论及,外因方面如《诸病源候论·卷二十九·鼻病诸候》云:"肺气通于鼻,其脏为风冷所伤,故鼻气不宣利,壅塞成齆。"《素问玄机原病式·六气为病》曰:"鼻窒,窒,塞也。火主膹腫肿胀,故热客阳明而鼻中膹胀则窒塞也。"《金匮要略·痉湿暍病脉证治》谓:"湿家病身疼发热,面黄而喘,头痛鼻塞而烦,其脉大,自能饮食,腹中和无病,病在头中寒湿,故鼻塞,内药鼻中则愈。"同时,古人也注意到慢性鼻炎的发病与脏腑功能有着密切的关系,或因饮食劳倦伤脾,脾肺气虚,运化失健,升降失职,湿浊困鼻,正如《灵枢·本神》所曰:"肺气虚则鼻塞不利,少气";或因邪毒久留不去,壅阻鼻窍脉络,气血运行不畅而发病,如《素问·五脏别论》云:"心肺有病,而鼻为之不利也。"本病发病缓慢,病程较长,不同的患者往往有不同的病因与病机。

1. 邪滞鼻窍　诸邪入侵机体,失于治疗或因治疗失当,邪气稽留蒙闭清窍,邪正交争,出现鼻塞交替或间歇、时轻时重,鼻涕增多,并常伴有头痛、头昏、嗅觉减退,鼻腔肌膜肿胀或充血等症候。

2. 脾虚湿困　素体脾虚生化无源,或年幼体弱形气未充,气血不能上荣鼻窍,不能运化津液,故见鼻塞遇劳则甚、嗅觉减退、鼻涕白黏,面白无华、神疲乏力、声音低微、头昏脑涨,鼻腔肌膜颜色淡白等症候。

3. 气滞血瘀　邪气停聚或气虚气滞日久,血脉不通,而出现鼻塞经年累月无缓解之时,鼻音重浊、嗅觉消失、头痛,鼻腔黏膜黯红、肥厚硬实等症候。

【甲诊要点】

1. 慢性鼻炎

(1)拇指甲桄(外)侧中、远端处见条状变,色泽淡红变[图9-2 慢性鼻炎:拇指甲桄(外)侧中、远端处条状淡红变]。

(2)急性发作时,拇指甲桄(外)侧中、远端处见鲜红变紫红变[图9-3　慢性鼻炎急性发作:拇指甲桄(外)侧中、远端处鲜红或紫红变]。

2.变应性鼻炎

(1)十指指甲均较淡白变(图9-4　变应性鼻炎:十指指甲均较淡白变)。

(2)拇指或环(无名)指甲见紫色花纹变(图9-5　变应性鼻炎:拇指指甲紫色花纹变)。

(3)小指甲见斑块状紫色变(图9-6　变应性鼻炎:小指指甲斑块状紫色变)。

(4)小指甲根见磨玻璃状变(图9-7　变应性鼻炎:小指甲根毛玻璃状变)。

3.萎缩性鼻炎

(1)拇指、环(无名)指、小指甲根均见磨玻璃状变(图9-8　萎缩性鼻炎:拇指甲根磨玻璃状变)。

(2)拇指、环(无名)指、小指甲的中、近段处见细凹变(图9-9　萎缩性鼻炎:拇指甲中、近段细凹变)。

(3)拇指、环(无名)指、小指甲的皮带紧缩变(图9-10　萎缩性鼻炎:拇指甲皮带紧缩变)。

(4)拇指、环(无名)指、小指甲见外缘见翘变,色如白玉变(图9-11　萎缩性鼻炎:拇指甲外缘翘变,色如白玉变)。

4.鼻息肉　拇指甲中部远段处见紫红圆点变(图9-12　鼻息肉:拇指甲中部远段紫红圆点变)。

三、鼻窦炎

(一)急性鼻-鼻窦炎

急性鼻-鼻窦炎,是指鼻腔-鼻窦黏膜细菌感染后的急性炎症,是鼻科最常见的疾病之一,鼻部症状持续10日以上,12周内完全缓解。其临床特点是起病急,以鼻塞、流涕、头痛为主要症状,可伴有嗅觉障碍、听力下降,严重者可伴有畏寒、发热、全身不适症状,检查见下鼻甲充血、肥大,鼻腔、鼻道有脓涕。

鼻窦易发生炎症的原因,除与机体健康状况关系密切外,另一重要原因在于鼻窦解剖结构的特殊性。由于鼻窦的窦口均较窄小,鼻窦的黏膜与鼻腔的黏膜相连续,鼻腔的炎症极易影响到鼻窦的通气引流,特别是以中鼻道为中心的窦口鼻道复合体引流的好坏,直接影响到鼻窦炎的发生。鼻窦包括上颌窦、筛窦、蝶窦和额窦,它们既可以单独发病,也可以多个或全部出现炎症,临床上以上颌窦和筛窦多见。

　　本病可发生于任何年龄,尤以青少年、年老体弱者为多见,冬春季多发。可引起腺样体、扁桃体、中耳及下呼吸道感染,严重者可引起眼眶、颅内并发症。

　　急性鼻-鼻窦炎属于中医学"急鼻渊"等病证范畴。

　　中医学病因病机:急性鼻-鼻窦炎症状虽表现于鼻,但其发病却与体内脏腑经络的病变密切相关。多由于素体虚弱,受凉受湿,或过度疲劳之后,外邪侵袭引起肺、脾胃、胆等脏腑能失调而发病,多属实证热证。急性鼻-鼻窦炎的常见病因、病机如下。

　　1.风寒外袭　风寒外侵,首先犯肺,壅遏肺经,肺失清肃,鼻窍不利,水湿失运,出现鼻塞,鼻流清涕。故《诸病源候论·小儿杂病诸候四》曰:"肺主气而通于鼻,而气为阳,诸阳之气,上荣头面,若气虚受风冷,风冷客于头脑,即其气不和,令气停滞,搏于津液,脓涕结聚,即鼻不闻香臭。"

　　2.风热侵犯　风热邪毒,袭表犯肺,邪热壅遏肺经,肺失清肃,致使邪毒循经上犯,结滞鼻窍,灼伤鼻窦肌膜,鼻窍不利,出现鼻塞,浊涕内生,流而不止。故《素问·至真要大论》云:"赤气后化,流水不冰,热气大行,介虫不复……甚则入肺,咳而鼻渊。"

　　3.胆腑热盛　邪热犯胆,胆经热盛,上蒸于脑,迫津下渗为病。故《素问·气厥论》谓:"胆移热于脑,则辛频鼻渊,鼻渊者,浊涕下不止也。"

　　4.脾胃湿热　平素嗜食肥甘厚味之物,致湿热内生,郁困脾胃,运化失常,清气不升,浊阴不降,湿热邪毒循经上蒸,停聚窦内,灼损窦内肌膜而为病,出现大量脓涕。故《景岳全书·鼻证》载:"此证多因酒醴肥甘或久用热物,或火由寒郁,以致湿热上熏,津汁溶溢而下,离经腐败。"

综上所述,急性鼻-鼻窦炎属新病卒病,初起为风寒或风热,继而引动热邪、湿邪所致,如肺热、胆热和脾胃湿热等。

(二)慢性鼻-鼻窦炎

慢性鼻-鼻窦炎是鼻腔和鼻窦黏膜的慢性炎症,鼻部症状持续12周以上,具有鼻塞,黏性或黏脓性鼻涕,头面部胀痛,嗅觉减退或丧失等症状的疾病。慢性鼻-鼻窦炎常继发于急性者,炎症可以局限在一个鼻窦,亦可同时发生于双侧的多个鼻窦,以多个鼻窦同时发病常见,约有60%为多鼻窦炎。一般以前组鼻窦发病率为高,其中又以上颌窦炎发病为最高,筛窦炎次之,额窦炎较少,蝶窦炎最少。如一侧鼻腔各鼻窦均显炎症,则称为"全组鼻窦炎"。炎症发生于下颌窦、额窦、前组筛窦者,称为前组鼻窦炎,发生于后组筛窦、蝶窦者,称为后组鼻窦炎。鼻窦炎一年四季皆可发病,秋冬两季气候寒冷时发病率明显升高。

在我国,慢性鼻-鼻窦炎发病数占耳鼻喉科就诊人数的13.02%,在美国发病率为10%。所有人群均易发生,低龄、年老体弱者更为多见。近年来,儿童发病率有增加的趋势,且发病时局部及全身的症状较成人为重。

慢性鼻-鼻窦炎属于中医学"慢鼻渊"等病证范畴。

中医学病因病机:慢性鼻-鼻窦炎的病因、病机为虚实夹杂,与外邪侵袭、脏腑虚衰有关。外因为感受外邪,内因为肺脾虚损,以致正不胜邪,外邪留恋,湿浊停聚鼻窍而为病。

1. **肺虚邪滞** 慢性鼻-鼻窦炎,是由于急性鼻窦炎治不得法,外邪留恋不去,日久损伤肺气,或因久病体虚,肺脏虚弱,肺气虚则卫外不固,易为外邪侵袭,正不胜邪,致余邪留恋所致。加上鼻窦开门狭窄,排泄不利,气血运行不畅,水液运化失调而发病。

2. **脾虚湿聚** 久病耗伤正气,营气难于上布鼻窍,易为病邪所犯,或由于饮食不节,脾胃受损,气血化生不足,鼻窍失于濡养,易感邪毒而致病,脾之运化失健,肺之清肃不力,余邪滞留不清,湿浊停聚不散,凝聚于鼻窍而为病。

本病总属本虚标实,本虚临床上多见肺、脾之虚损,标实多见风热、风寒及由此而产生的湿浊等邪实。

鼻窍炎的甲诊要点如下。

1. 小指甲见白环(半月痕)变[图 9-13　慢性鼻-鼻窍炎:小指甲白环(半月痕)变],提示罹患慢性鼻-鼻窍炎。

2. 拇指甲中部见点、条、三角、锥形变,色泽淡红变(图 9-14 上颌窍炎:拇指甲中部点、条、三角、锥形变,色泽淡红变);或小指甲根见 4~6 条凹凸条变(图 9-15　上颌窍炎:小指甲根 4~6 条凹凸条变),提示上颌窍炎。若炎症影响至上呼吸道,则环(无名)指也同时发生改变,甲面呈红色变,甲皮见分离变[图 9-16　上颌窍炎合并上呼吸道炎:环(无名)指甲面红变、甲皮分离变]。

3. 拇指甲根见双链条凸变(图 9-17　慢性鼻窍炎:拇指甲根双链条凸变),提示慢性鼻窍炎;环(无名)指甲见红变,中指甲见红块状变[图 9-18　急性鼻-鼻窍炎:环(无名)指甲红变、中指甲红块状变],提示急性鼻-鼻窍炎。

四、扁桃体炎

(一)急性扁桃体炎

急性扁桃体炎是以咽部疼痛突然发生,喉核红肿或表面有脓点为主要特征的咽部疾病。可伴有吞咽困难、耳痛、颈部核、恶寒、发热等临床表现。它是腭扁桃体的急性非特异性炎症,往往伴有轻重程度不等的急性咽炎,依其病理变化和临床表现可分为急性充血性扁桃体炎(又称卡他性或单纯性扁桃体炎)和急性化脓性扁桃体炎。本病是咽部的一种常见病、多发病,发病率占耳鼻咽喉门诊的 3%~6%。本病多见于 10—30 岁的青少年,50 岁以上老人、3—4 岁以下幼儿少见。春秋两季气温变化时最多见。

急性扁桃体炎属于中医学"乳蛾"等病证范畴。"乳蛾"在历代文献资料中又有"单蛾""双蛾""烂乳蛾"等名称。

中医学病因病机：急性扁桃体炎的发病常与外感时邪有关，风热之邪入侵咽喉，搏结于喉核，如《喉科指掌·卷之三·乳蛾门》所曰："此症感冒时邪而发"；或因平素多食炙煿，过饮醇酒，脾胃蕴热，热毒上攻搏结于喉核，正如《咽喉脉证通论·乳蛾》所云："此证因嗜酒肉热物过多，热毒炽于血分……其状或左或右，或红或白，形如乳头，故名乳蛾。"本病起病较急，依病情轻重不同而有不同之病机和表现。

1. 风热外侵，肺经有热　咽喉为肺胃所属，风热邪气犯肺，故见发热恶寒，热邪搏结于喉核，经络痹阻，肌膜受灼，喉核红肿胀痛，颈部核疼痛。

2. 邪热传里，肺胃热盛　热毒壅盛传里，或脾胃蕴热，火毒上攻咽喉，乃至高热，咽痛剧烈，连及耳根，热盛肉腐生脓则喉核红肿有腐物脓液，吞咽困难，火邪煎炼津液乃至口渴引饮，咯痰黄稠，口臭、大便秘结。

(二)慢性扁桃体炎

慢性扁桃体炎为腭扁桃体的慢性炎症，多由急性扁桃体炎反复发作或因腭扁桃体隐窝引流不畅，窝内细菌、病毒滋生感染而演变为慢性炎症，是耳鼻咽喉科临床上常见的多发病。慢性扁桃体炎的特点是常有急性发作病史，而平时多无明显自觉症状。

慢性扁桃体炎的发病率较高，无论在耳鼻咽喉科门诊或住院行手术的患者中，所占比例都较大。但对该病的诊断，目前尚无统一的标准，因此其发病率在国内外的各家报道中差别较大。慢性扁桃体炎可发生于任何年龄，但又随年龄的增长而减少，在儿童多表现为腭扁桃体的增生肥大，在成人多表现为炎性改变。一般以小学至初级中学的少年儿童最多见，青年人次之，中年人较少，老年人很少见。男女性别差异不大，亦无明显季节间之差异。

慢性扁桃体炎属于中医学"乳蛾""慢乳蛾"等病证范畴，多认为因虚火上炎或肺肾阴虚而致,故又称"虚火乳蛾"。

【中医学病因病机】　本病以脏腑虚损,虚火上炎为主要病因病机,多由于风热乳蛾或风热喉痹治而未愈,缠绵日久,邪热伤阴而致,或温热病后余邪未清而引发。亦有因脾胃虚弱或邪毒久滞喉核而致病。

1. 肺肾阴虚,虚火上炎　邪毒滞留,灼伤阴津,或温热病后余邪未清,肺肾亏损,津液不足,不能上输以滋养咽喉,阴虚内热,虚火循经上炎,灼于喉核而为病。

2. 痰瘀互结,凝聚喉核　脏腑失调,邪毒滞留,日久不去,气机不畅,痰浊内生,气血不行,气滞血瘀,痰瘀互结喉核,脉络闭阻而为病。

小儿脏腑柔弱,形体未充,易为外邪所感,病后不仅阴液受伤,阳气也常受损,抗病能力减退,邪毒虽不甚重,但因正气虚弱,故不易于消除而留滞于咽喉,日久不去气血凝结不散,肿而为蛾。

【扁桃体炎的甲诊要点】

1. 拇指甲一侧近段见不规则形或半圆形变,其色鲜红变或紫红变,提示一侧罹患急性扁桃体炎(图 9-19　一侧急性扁桃体炎:拇指甲一侧近段不规则形变,其色鲜红变或紫红变);如若拇指甲两侧见上述改变,提示扁桃体两侧罹患急性病变。

2. 拇指甲一侧近段见不规则形或半圆形变,其色淡红,提示一侧罹患慢性扁桃体炎(图 9-20　慢性扁桃体炎:拇指甲两侧近段不规则形变,其色淡红变);如若拇指甲两侧见上述改变,提示扁桃体两侧罹患慢性病变。

3. 环(无名)指甲前端见红变[图 9-21　扁桃体炎:环(无名)指甲前端红变],红变面积愈大而深,提示炎症程度愈严重,反之则较轻。

4. 环(无名)指皮囊部见红肿变,且红肿变处两头尖,但界限并不明显,提示扁桃体炎[图 9-22　扁桃体炎:环(无名)指甲皮囊红肿变,且红肿变处两头尖,但界限并不明显]。

5. 环(无名)指甲见凸起翘变,提示扁桃体炎合并上呼吸道感染,并常反复发作[图 9-23 扁桃体炎合并上呼吸道感染并常反复发作:环(无名)指甲凸起翘变]。

6. 小指甲前端见红变,提示罹患扁桃体炎。若红变面积愈大而深,提示炎症程度愈严重,反之则较轻(图 9-24 扁桃体炎:小指甲前端红变)。

五、咽炎

(一)急性咽炎

急性咽炎为咽黏膜、黏膜下组织的急性炎症,常累及咽部淋巴组织,可继发于急性鼻炎或急性扁桃体炎,也有开始即发生于咽部者。病变常波及整个咽腔,也可局限于一处。常为上呼吸道炎症的一部分。其发病率占咽喉科基本疾病的 7%～17%,占耳鼻喉科疾病 2%～6%。多见于秋冬及冬春之交。临床上以咽部红肿热痛逐渐增剧为主要症状。

【西医急性咽炎的病因】 ①病毒感染,常有柯萨奇病毒、腺病毒,鼻病毒及流感病毒则次之。病毒可通过飞沫及密切接触而传染。②细菌感染,以链球菌、葡萄球菌及肺炎链球菌多见,且以A组乙型链球菌引起的感染症状较重。③物理及化学因素,如高温,刺激性气体等。以上各种病因导致咽黏膜充血,血管扩张及浆液渗出,使黏膜上皮及黏膜下肿胀,并可有白细胞浸润。黏液腺分泌亢进,黏膜表层上皮脱落及白细胞渗出表面。黏膜下的淋巴组织受累,使淋巴滤泡肿大,严重时可突出咽壁表面。如病情进一步发展,可化脓,黏膜表面有白色点状渗出物。

急性咽炎属于中医学"喉痹"范畴,包括"风热喉痹"与"风寒喉痹",尤以"风热喉痹"多见。

中医学病因病机:本病内因多为肺、脾、胃的脏腑功能失调,外因多为风邪侵犯。

1. 风热外袭 风热之邪从口鼻侵入人体,内犯于肺,壅结于肺系,宣降失司,邪热上壅咽喉而为喉痹。

2. **外感风寒** 风寒之邪外袭,外束肌表,卫阳被遏,不得宣泄,结于咽喉,发为风寒喉痹。

3. **肺胃热盛** 外邪不解,或误治、失治,使邪热壅盛传里,则出现胃经热盛之证候。

(二)慢性咽炎

慢性咽炎为咽部黏膜、黏膜下及其淋巴组织的慢性炎症,常为上呼吸道慢性炎症的一部分。临床上以咽喉干燥,痒痛不适,咽内异物感或干咳少痰为特征,多发生于成年人。慢性咽炎病程长,症状易反复发作,往往给人们不易治愈的印象。有人统计慢性咽炎发病率占咽喉部疾病的 $10\%\sim12\%$,占耳鼻喉疾病的 $1\%\sim4\%$。

慢性咽炎属于中医学"喉痹"的病证范畴,包括"虚火喉痹""阳虚喉痹""帘珠喉痹"等。

【中医学病因病机】 慢性咽炎常因急性咽炎反复发作,余邪滞留,或粉尘、浊气刺激,嗜好烟酒辛辣等引起;或温热病后,或劳伤过度,脏腑虚损,咽喉失养所致。

1. **肺肾阴虚,虚火上炎** 温热病后,或劳伤过度,肺阴受损,肾阴亏虚,阴液不足,虚火上炎,灼于咽喉而为致喉痹。

2. **脾胃虚弱,升降失调** 饮食不节,思虑过度,久病伤脾,脾胃受损,水谷精微生化不足,咽喉失养,发为喉痹。

3. **脾肾阳虚,阴寒内盛** 或寒凉攻伐太过,劳伤太过,或久病误治,以致脾肾阳虚,虚阳上浮而致喉痹。

4. **痰凝血瘀,结聚咽喉** 情志不遂,气机不畅,气滞痰凝;或脾胃运化失常,水湿停聚也可为痰,痰湿痹阻脉络,脉络不通而成瘀,痰瘀互结于咽喉;或喉痹反复发作,余邪滞留于咽喉,久则咽喉气血壅滞而为喉痹。

【咽炎的甲诊要点】

1. 拇指甲内侧 1/3 处见一条凸条变,提示罹患慢性咽炎(图

9-25 慢性咽炎:拇指甲内侧 1/3 处一条凸条变)。

2. 拇指皮缘内侧撕裂变,提示罹患上呼吸道感染(图 9-26 上呼吸道感染:拇指皮缘内侧撕裂变)。

3. 示(食)指甲缘见倒刺变,提示罹患咽喉炎[图 9-27 咽喉炎:示(食)指甲缘倒刺变]。

4. 示(食)指皮囊红肿变,并伴见倒刺变,提示口腔炎症病情较为严重[图 9-28 较为严重的口腔炎:示(食)指甲皮囊红肿变并伴倒刺变];若见出现 3 根以上倒刺变,提示口腔炎症非常严重,且已出现口腔溃疡[图 9-29 严重口腔炎合并口腔溃疡:示(食)指甲皮囊红肿变并伴 3 根以上倒刺变]。

5. 示(食)指皮囊若见瘢痕萎缩变,提示咽喉部软组织损害严重[图 9-30 严重的咽喉部软组织损害:示(食)指甲皮囊瘢痕萎缩变]。

6. 环(无名)指甲前端红变,提示咽喉部有炎症出现[图 9-31 咽喉炎:示(食)指甲前端红变]。若见红变面积愈大而深,提示咽喉部炎症愈严重,反之则较轻。

7. 环(无名)指甲见凸起翘变,提示罹患慢性咽喉炎[图 9-32 慢性咽喉炎:环(无名)指甲凸起翘变]。

六、喉炎

(一)急性喉炎

急性喉炎是病毒和细菌感染所致的喉部黏膜急性炎性病变,属上呼吸道的急性感染性疾病之一。声音嘶哑是本病的主要症状,可伴喉痛,喉干不适,咳嗽多痰等症状。急性喉炎占耳鼻咽喉科疾病的 1%~2%,以寒冷的冬春季节发病较多见,常继发于急性鼻炎、急性咽炎之后,治疗不及时可转为慢性。其发病男性多于女性,发病与职业有关,如演员、售货员、教师等讲话较多者易患此病。

【常见的喉部急性炎症】 急性单纯性喉炎、儿童急性喉炎、急性喉气管支气管炎、急性会厌炎。此外,还有疱疹性喉炎、喉白喉、喉脓肿和喉软骨膜炎等。本文主要讨论黏膜弥漫性卡他性病变的急性单纯性喉炎。本病成人患者的全身症状较轻,并发症亦较少。小儿患者则因喉腔较小,组织疏松,喉软骨柔软等解剖特征,及抵抗力弱,咳嗽反射差等原因,易致声门下喉炎和急性喉阻塞,甚者窒息死亡,故当警惕。

急性喉炎在中医学属于"急喉喑"的病证范畴,又称为"暴喑""瘁喑"等,是喉喑的一种。若小儿喉炎致咳嗽声嘶,甚而呼吸困难者,则属于中医学"急喉风""紧喉风"或"缠喉风"的病证范畴。

【中医学病因病机】 急喉喑多由风热或风寒、疫毒、疠气袭肺所致,受凉、劳累和吸入有毒气体常为致病诱因。

1. 风热外侵 风热邪毒由口鼻而入,内伤于肺,肺气不宣,邪热上蒸,蕴结喉部,声户开合不利而为喑。

2. 风寒外袭 风寒袭肺,肺气壅遏,气机不利,风寒之邪凝聚于喉,致声户开合不利,发为本病。

3. 痰热壅盛 若素有痰热,复感风热或疫疠之邪,内外邪热搏结不散,结聚喉部;或过食辛辣炙煿,内酿湿热,痰火互结于喉部,气血壅滞,脉络痹阻,致喉部肌膜红肿,声户开合不利而为喑。

4. 热毒蕴结 若肺胃素有蕴热,又复感邪毒,结聚于喉;或邪热较盛,火灼喉窍,气道壅塞,阻滞脉络,气机不利,致声户开合不利而为本病。

小儿脏腑娇嫩,气道较窄,若感受外邪,或邪热壅盛,灼津为痰,痰热交结于喉,以致气道壅塞,更可发展为急喉风。正如《喉科心法》所曰:"此阳症之中最急最恶者也。突然而起,暴发暴肿,转肿转大,满喉红丝缠绕,疼痛异常,声音不能出,汤水不能入,痰涎壅塞胀闭,势如绳索绞喉……不急治,即能杀人。治之者,必飞骑去救,不可稍缓。"故临证尤需注意。

综上所述,急喉喑的病位在喉,内应于肺脏,其主要病机为"金实不鸣",属于标实之证。

(二)慢性喉炎

慢性喉炎是指喉部黏膜的慢性非特异性炎症,是耳鼻咽喉科常见的慢性疾病,多发于成人。临床上以慢性声音嘶哑、干咳、喉痛、喉不适感为主要表现。

因病变程度的不同,慢性喉炎主要包括单纯性喉炎、肥厚性喉炎、萎缩性喉炎、结节性喉炎、声带息肉、喉黏膜变性和喉关节病。本病是急性喉炎反复发作或迁延不愈的结果。此外,长期用声不当或用声过度亦为重要的原因。

【西医学病因病机】 慢性喉炎的病因较为复杂,多认为系持续性喉部受刺激所致。包括鼻-鼻窦炎、慢性咽炎、慢性扁桃体炎、气管或肺部等邻近部位炎症直接向喉部蔓延,或脓性分泌物的刺激;鼻腔阻塞,经口呼吸,使咽喉黏膜血管扩张、喉肌紧张疲劳产生炎症;胃食管-咽反流及幽门螺杆菌感染;发声过度及不当;烟酒过度或化学有害气体的刺激;全身性疾病波及喉部,如糖尿病、肝硬化、心脏病、肾炎、风湿病、内分泌紊乱等。

慢性单纯性喉炎患者若不改变发声习惯,使病情发展则可迁延变成为以喉黏膜增厚,细胞增生为主的慢性增生性喉炎;或伴间质性水肿,血管增生和扩张,纤维样或玻璃样变性的声带结节和息肉。

慢性喉炎属于中医学"慢喉喑"的病证范畴,又称为"久病失音""久嗽声哑"等,乃喉喑的一种。

【中医学病因病机】 慢喉喑常由急喉喑迁延不愈或反复发作而成。肺主气,肺为气之源,肾为气之根,声音出于肺而源于脾,根于肾,所以本病多由肺、脾、肾虚损所致。

1. 肺肾阴虚 素体虚弱,或劳累太过,或久病失养,以致肺肾阴亏,肾阴无以上乘,不能润泽咽喉;又因阴虚生内热,虚火上炎,蒸灼喉窍,声门失健而成喑。

2. 肺脾气虚 若过度发声,耗伤肺气;或饮食劳倦,脾气受伤;或久病失调,肺脾气虚,气虚则无力鼓动声户,以致少气而成喑。

3. 气滞血瘀痰凝 声嘶日久,余邪难去,滞留喉窍,阻滞脉络;或用嗓过度,耗气伤阴,均可致喉部脉络受损,气血不畅,气滞血瘀痰凝,致声带肿胀或形成小结或息肉,妨碍声户开合,发为久喑。

4. 痰热蕴结 饮食不节或劳损伤脾,脾失健运,聚湿成痰,久蕴化热,或邪热犯肺,肺失宣肃,痰热困结,声门开合不利而音声嘶哑。

综上所述,慢喉喑的病位在喉,内应的脏腑主要有肺、脾、肾,其主要病机为"金破不鸣",属本虚或本虚标实之证。

喉炎的甲诊要点可参阅"咽炎"。

七、咽喉炎

咽喉炎甲诊要点,请参阅"咽炎"相关内容。

八、急性牙髓炎

急性牙髓炎是指发生于牙髓的急性炎症。以牙齿疼痛剧烈,为自发性阵发性剧痛,夜间更甚,热刺激疼痛加剧,冷刺激疼痛缓解,疼痛不能定位等为临床特点。

本病多由慢性牙髓炎急性发作而成。其形成与深龋洞内的感染及其他牙体病损等有关,其病位主要在牙髓腔内。

急性牙髓炎大抵属于中医学"牙痛"的病证范畴,《辨证录·卷三》有"人有牙齿痛甚不可忍,涕泪俱出者"的记述,与本病的临床表现颇为相似。

【病因病机】 本病之作,不外乎外感、内伤所致。若外感六淫,循经上犯,邪阻经络,气血瘀滞;或疾,生热循经上炎,伤津耗液,齿失所养,均可导致本病发生。本病病机较复杂,但归纳起来不外虚、实两大类。实证为邪毒阻络,气血不畅,不通则痛。临床多见于外感风热,胃热炽盛。虚证为肾精亏虚,或虚火上灼,或齿失所养而致。临床多见于先天不足,年老肾亏及久病伤肾者。

【甲诊要点】　拇指甲前缘见出现红斑变,提示牙髓炎、牙龈炎、龋齿等病症(图9-33　牙髓炎、牙龈炎、龋齿等:拇指甲前缘红斑变),罹患部位依红斑出现的位置而定。

九、复发性口疮

复发性口疮,又称为"复发性阿弗他溃疡",是口腔黏膜病中最常见的疾病,主要表现为口腔黏膜反复出现孤立的、圆形或椭圆形的溃疡,溃疡表浅,呈淡黄色或白色,边缘整齐,周围绕以红晕,可单发或多发,有明显的灼痛,有自限性,一般能在10日左右自愈。可发生于口腔黏膜的任何部位,好发于唇、颊、舌缘等,但在角化完全的附着龈、硬腭则少见。普通感冒、消化不良、精神紧张、郁闷不乐等情况均能偶然发生。因其反复发作,故称为复发性口疮或复发性阿弗他溃疡、复发性阿弗他口炎、复发性口腔溃疡等。口疮的发病不受年龄限制,起病年龄在10-20岁。好发于青壮年,女性较多,一年四季均能发生,冬春季较多。

复发性口疮属于中医学"口疮""口疡""口疳""口破"等病证范畴。

【病因病机】　中医学认为,口腔为消化道门户,为胃之门,属胃系。口疮的发病与脏腑经络有着直接的联系,脏腑经络失调,无不反映于口,尤其是心与舌,脾胃与唇、颊、龈之间关系更为密切。故古人对口疮的辨治多从心脾积热论治。

1. 心脾积热　若操心劳神过度,情志之火内发,心火妄动;或过食辛辣厚味,损伤脾胃,致脾胃积热,或复感外邪,内外邪热相搏,蕴积心脾,心脾蕴热,不得宣泄,循经上炎于口,热腐黏膜,遂成口疮。也有因口腔不洁,邪毒侵袭,引动心脾经热,上攻于口而生口疮者。

2. 阴虚火旺　素体阴虚,加之病后或劳伤过度,或思虑太过,亏耗真阴,伤及心肾,真阴不足,心肾不交则火失其制,虚火上炎,灼于口腔,伤及口舌肌膜而生疮。或外感风邪热毒,久而不清,邪化热入里,劫烁胃津;或饮食伤脾,致使脾阴受损,虚火内生,运化失司,口腔失于滋养,更加邪热蒸灼,肌膜为虚火所灼,破溃而成口疮。若病久,阴损及阳,脾阳不足,脾气虚弱,气化乏源,导致心血亏虚,而成心脾两虚、气血不足之症。这类口疮常反复发作,以致缠绵不愈。

3. 脾肾虚弱 素体虚弱,加之病后体虚或劳倦内伤,或贪凉饮冷,或伤寒误治,更损脾肾。脾气虚弱,湿浊内困,脾肾之阳受损,则阳气虚衰,虚阳上越,可致口舌生疮。

综上所述,口疮部位在口舌,其病机变化皆离不开"火"。或为实火,或为虚火。虚火之中可以是阴虚火旺,也可以是虚阳上越。故《杂病源流犀烛·卷二十三》曰:"总之,人之口中破者,皆由于火,而火必有虚实之分。"

【甲诊要点】 示(食)指皮囊红肿变,并伴倒刺变,提示复发性口疮病情较为严重[图9-34 较为严重的复发性口疮:示(食)指皮囊红肿变伴倒刺变];若见出现3根以上倒刺变,提示复发性口疮炎症相当严重已出现溃疡面[图9-35 相当严重的复发性口疮伴见溃疡面:示(食)指皮囊红肿变伴3根以上倒刺变]。

参 考 文 献

[1] 张胜杰,梁庆伟,梁凤燕,等.心脑血管病保健与调养[M].北京:金盾出版社,2007

[2] 周幸来,祝小敏,周举.身体的疾病信号——有病早知道、早治疗[M].沈阳:辽宁科学技术出版社,2007

[3] 周幸来,周幸秋,孙冰.舌诊快速入门[M].沈阳:辽宁科学技术出版社,2008

[4] 周幸来,郑德良,戴豪良,等.中医望诊彩色图谱[M].沈阳:辽宁科学技术出版社,2008

[5] 李永来.中华食疗[M].北京:线装书局,2008

[6] 竭宝峰,江磊.中华偏方[M].北京:线装书局,2008

[7] 朱抗美,余小萍,窦丹波.实用中医临床诊治备要:社区及乡村中医师必备手册[M].上海:上海科学技术出版社,2008

[8] 刘典功,刘兰芳,刘伟,等.百病中医自防自疗自养[M].北京:人民军医出版社,2008

[9] 吕文良,刘莹,田永萍.头痛的中医防治[M].北京:金盾出版社,2009

[10] 陆为民,万力生,李均,等.中医师临床必备丛书·中医内科临证治要[M].北京:学苑出版社,2012

[11] 罗云坚,刘茂才,陈志强.专科专病中医临床论治丛书[M].3 版.北京:人民卫生出版社,2013

[12] 侯伟.千家妙方[M].乌鲁木齐:新疆人民卫生出版社,2014

[13] 张银萍,王慧,王月莹,等.常见病防治一本通·头痛防治一本通[M].北京:化学工业出版社,2017

[14] 张素珍,吴子明,王尔贵,等.眩晕症的诊断与治疗[M].5 版.郑州:河南科学技术出版社,2017

彩 图

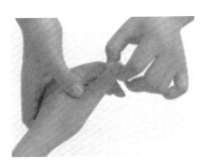

图 1-1 捏法

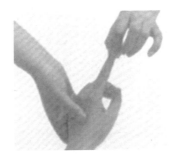

图 1-2 掖法

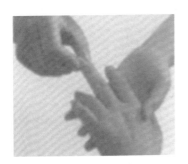

图 1-3 推法

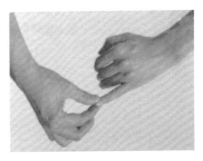

图 1-4 挤法

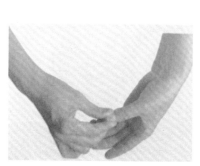

图 1-5　揿法

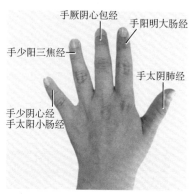

手厥阴心包经

手阳明大肠经

手少阳三焦经

手太阴肺经

手少阴心经
手太阳小肠经

图 1-6　各指经属

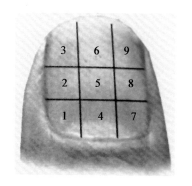

图 1-7　指甲九分比区域名称(左手)

1. 尺侧近端；2. 尺侧中段；3. 尺侧远端；4. 中部近端；5. 中部中段；6. 中部远端；7. 桡侧近端；8. 桡侧中段；9. 桡侧远端

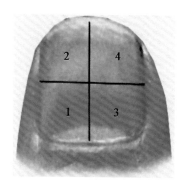

图 1-8　指甲四分比区域名称(右手)

1. 桡侧近端；2. 桡侧远端；3. 尺侧近端；4. 尺侧远端

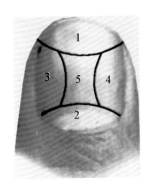

图 1-9 指甲五分比区域名称(右手)

1. 上区(南方,火区);2. 下区
(北方,水区);3. 左区(东方,木区);
4. 右区(西方,金区);5. 中区(中部,
土区)

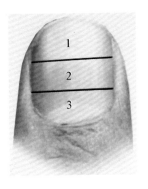

图 1-10 指甲横轴三分比区域名称

1. 上区;2. 中区;3. 下区

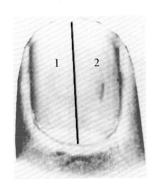

图 1-11 指甲纵轴二分比区域名称

1. 桡骨侧;2. 尺骨侧

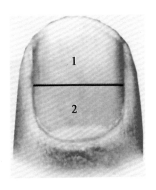

图 1-12 指甲横轴二分比区域名称

1. 远端;2. 近端

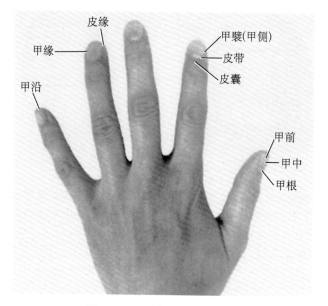

图 1-13 正常指甲的组织结构

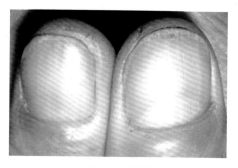

图 2-1 大甲

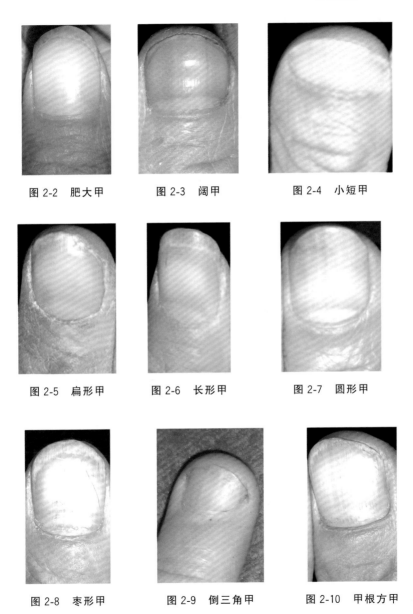

图 2-2　肥大甲　　　　　图 2-3　阔甲　　　　　图 2-4　小短甲

图 2-5　扁形甲　　　　　图 2-6　长形甲　　　　　图 2-7　圆形甲

图 2-8　枣形甲　　　　　图 2-9　倒三角甲　　　　图 2-10　甲根方甲

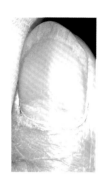

图 2-11 百合形甲

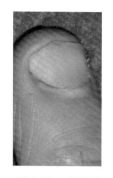

图 2-12 碗形甲

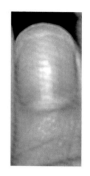

图 2-13 葱管甲

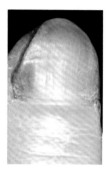

图 2-14 柴糠甲

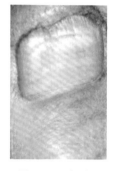

图 2-15 脆裂甲

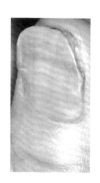

图 2-16 剥脱甲

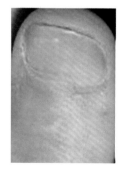

图 2-17 匙状甲

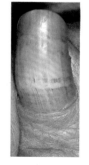

图 2-18 圆弯甲

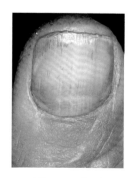

图 2-19 翘甲

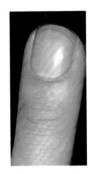

图 2-20　杵状甲

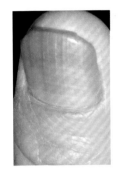

图 2-21　凸条状变

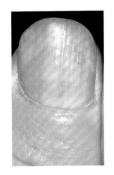

图 2-22　链条状变

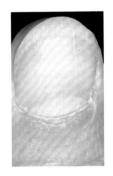

图 2-23　纵纹甲

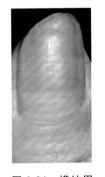

图 2-24　横纹甲

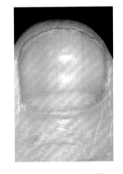

图 2-25　凹变甲

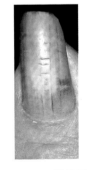

图 2-26　横沟甲

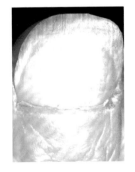

图 2-27　纵沟甲

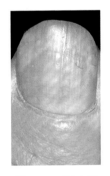

图 2-28　浑浊甲

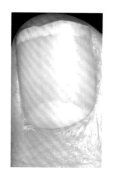

图 2-29　半月痕(瓣)过大

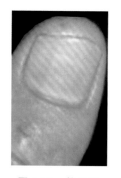

图 2-30　偏月甲

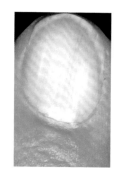

图 2-31　白甲

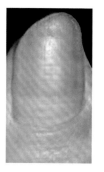

图 2-32　黑甲

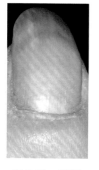

图 2-33　黄甲

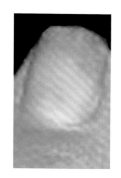

图 2-34　红斑甲

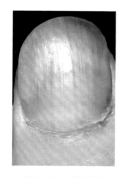

图 2-35　青紫甲

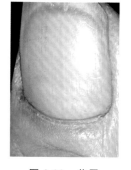

图 2-36　蓝甲

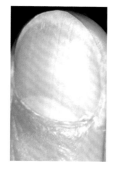

图 2-37　灰色甲

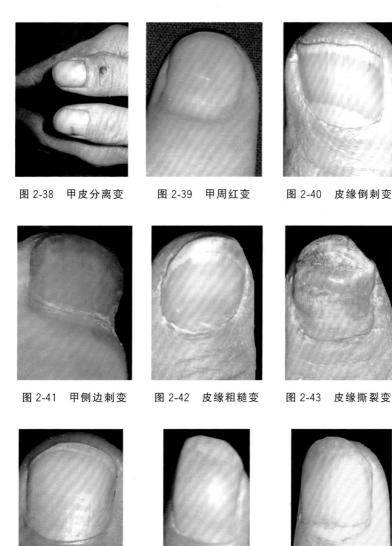

图 2-38　甲皮分离变　　　图 2-39　甲周红变　　　图 2-40　皮缘倒刺变

图 2-41　甲侧边刺变　　　图 2-42　皮缘粗糙变　　　图 2-43　皮缘撕裂变

图 2-44　皮囊色变　　　图 2-45　皮囊肿胀变　　　图 2-46　皮囊倒刺变

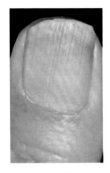 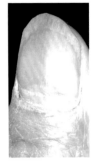 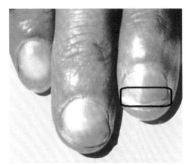

图 2-47　皮带紧缩变　图 2-48　皮囊皱缩变　　图 3-1　急性支气管炎

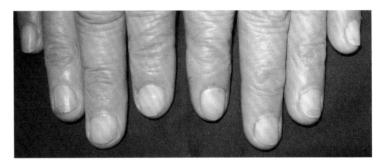

图 3-2　急性支气管炎,咳黏稠黄脓痰

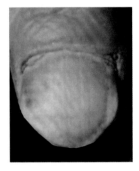 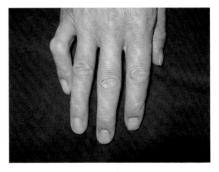

图 3-3　慢性支气管炎　　　图 3-4　慢性支气管炎,病程较长

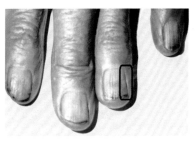

图 3-5 慢性支气管炎,病程较长

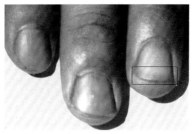

图 3-6 哮喘性慢性支气管炎

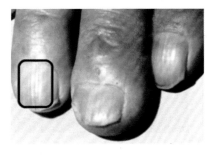

图 3-7 哮喘性慢性支气管炎

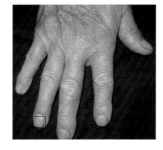

图 3-8 哮喘性慢性支气管炎

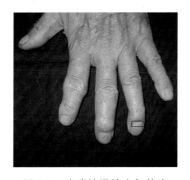

图 3-9 哮喘性慢性支气管炎

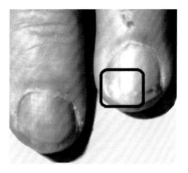

图 3-10 哮喘性慢性支气管炎

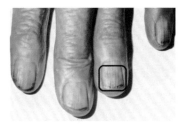

图 3-11　哮喘性慢性支气管炎

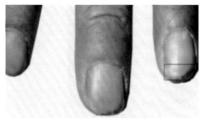

图 3-12　哮喘性慢性支气管炎

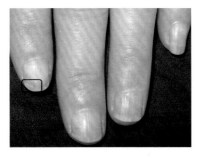

图 3-13　哮喘性慢性支气管炎

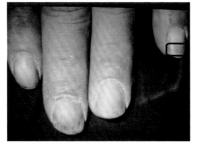

图 3-14　哮喘性慢性支气管炎

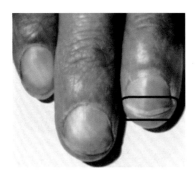

图 3-15　支气管哮喘

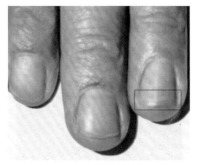

图 3-16　支气管哮喘

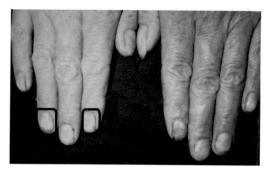

图 3-17　支气管哮喘

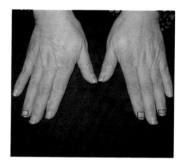

图 3-18　支气管哮喘急性发作时

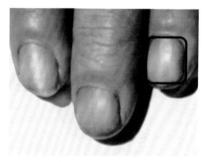

图 3-19　支气管哮喘轻度发作时

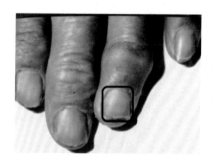

图 3-20　支气管哮喘轻度发作

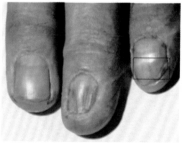

图 3-21　支气管哮喘轻度发作

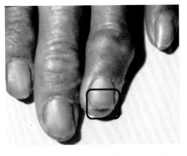

图 3-22　支气管哮喘轻度发作

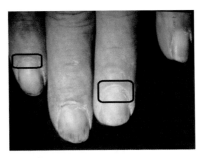

图 3-23　支气管哮喘轻度发作

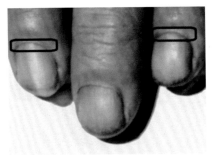

图 3-24　支气管哮喘轻度发作

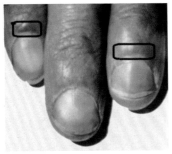

图 3-25　支气管哮喘轻度发作

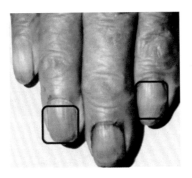

图 3-26　全肺炎

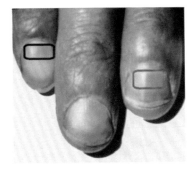

图 3-27　小灶性肺炎

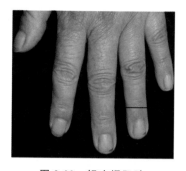

图 3-28 轻度慢阻肺

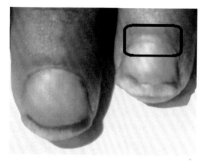

图 3-29 轻度慢阻肺

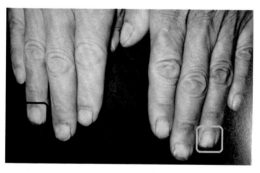

图 3-30 轻度慢阻肺

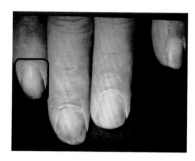

图 3-31 典型慢阻肺

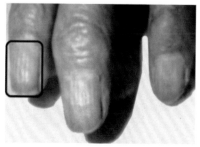

图 3-32 典型慢阻肺

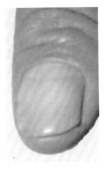

图 3-33　慢性便秘

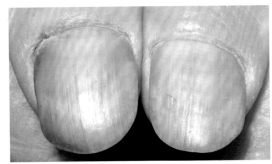

图 3-34　病情严重性慢性便秘

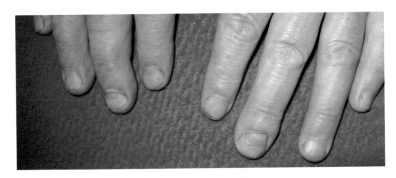

图 3-35　急性胃炎

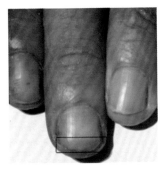

图 3-36　急性胃炎

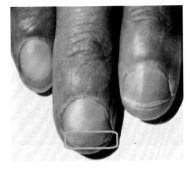

图 3-37　糜烂性胃炎

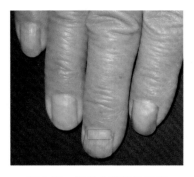

图 3-38　慢性非萎缩性胃炎

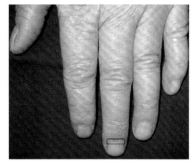

图 3-39　慢性非萎缩性胃炎

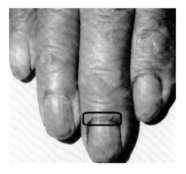

图 3-40　慢性非萎缩性胃炎

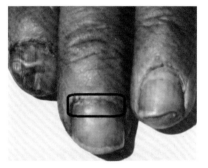

图 3-41　慢性非萎缩性胃炎

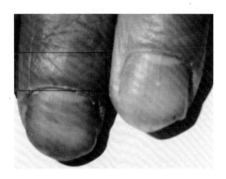

图 3-42　慢性肥厚性胃炎

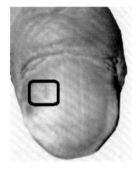

图 3-43　慢性胃炎

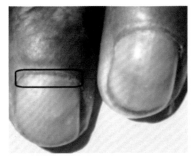

图 3-44　慢性胃窦炎

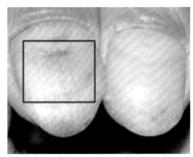

图 3-45　胃溃疡

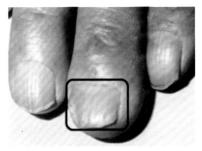

图 3-46　胃体部溃疡

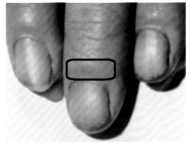

图 3-47　十二指肠溃疡

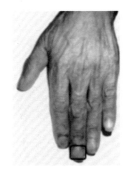

图 3-48　无症状型胃下垂

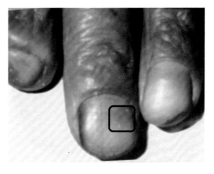

图 3-49　症状型胃下垂

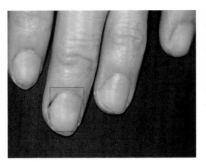

图 3-50　症状型胃下垂

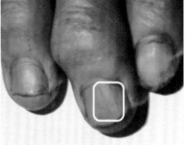

图 3-51　严重型胃下垂

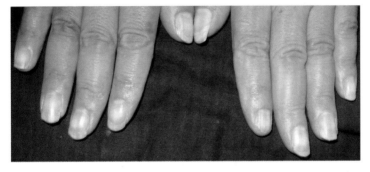

图 3-52　急性肠炎

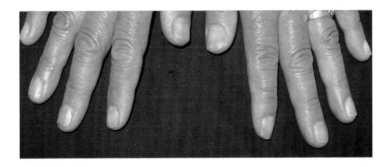

图 3-53　溃疡性结肠炎

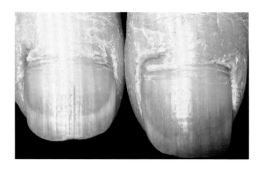

图 3-54　原发性高血压

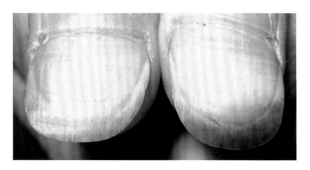

图 3-55　原发性高血压

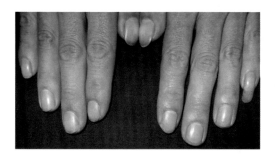

图 3-56　慢性低血压病

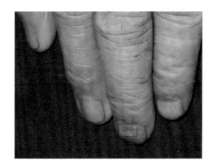

图 3-57　风湿性心瓣膜病

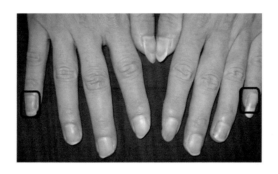

图 3-58　风湿性心瓣膜病

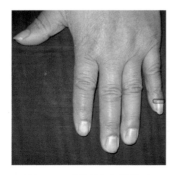

图 3-59　风湿性心瓣膜病

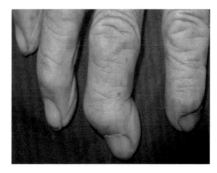

图 3-60　心绞痛未发作

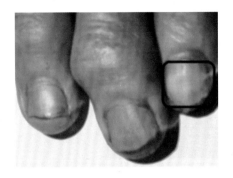

图 3-61　心绞痛

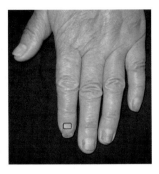

图 3-62　有心绞痛发作病史

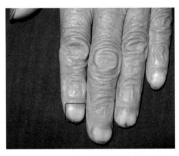

图 3-63　有心绞痛发作病史

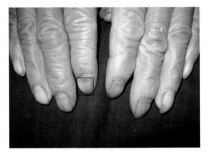

图 3-64　有心绞痛发作病史

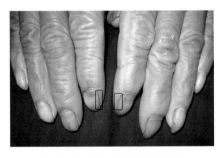

图 3-65　有心绞痛发作病史

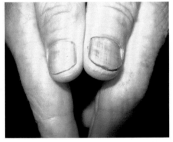

图 3-66　心肌梗死

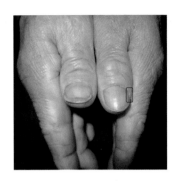

图 3-67　心肌梗死

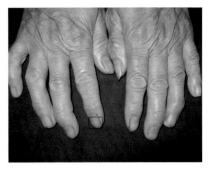

图 3-68　隐性冠心病

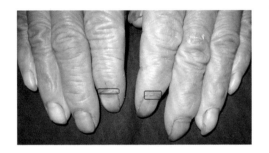

图 3-69　隐性冠心病

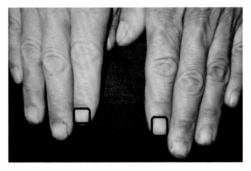

图 3-70　先天性易见性心律失常

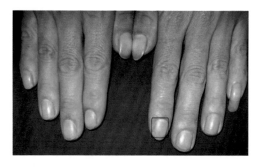

图 3-71　窦性心律失常

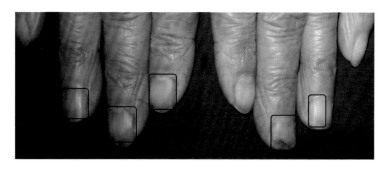

图 3-72　斯前收缩(早搏)

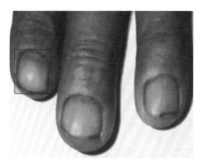

图 3-73　阵发性心动过速

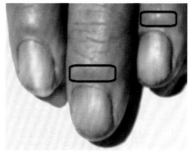

图 3-74　阵发性心动过速

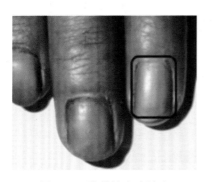
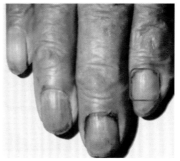

图 3-75　阵发性心动过速　　　　图 3-76　心脏神经官能症

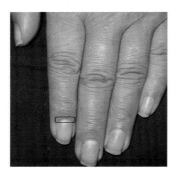

图 3-77　心脏神经官能症

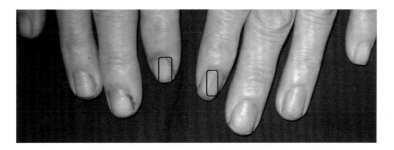

图 3-78　脑动脉硬化症

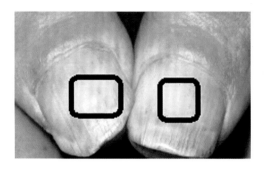

图 3-79　脑萎缩

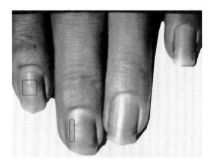

图 3-80　脑萎缩

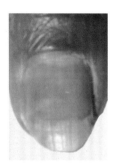

图 3-81　精神分裂症

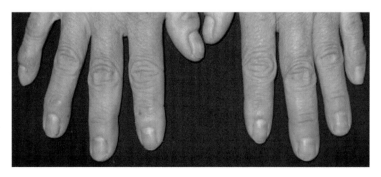

图 3-82　狂躁型精神分裂症

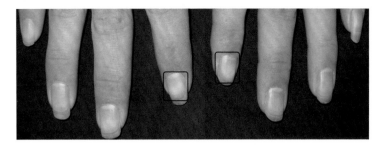

图 3-83 癔症

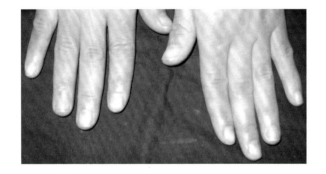

图 3-84 眩晕症

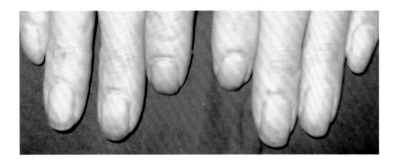

图 3-85 神经衰弱

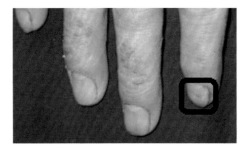

图 3-86　风湿性头痛

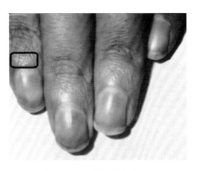

图 3-87　风湿性头痛

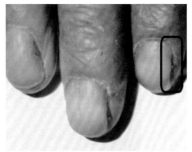

图 3-88　风湿性头痛

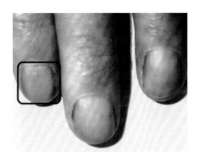

图 3-89　实质性炎症性头痛

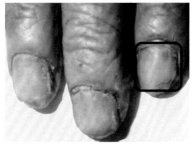

图 3-90　实质性局限性充血性头痛

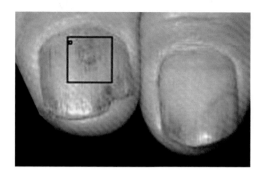

图 3-91　偏头痛

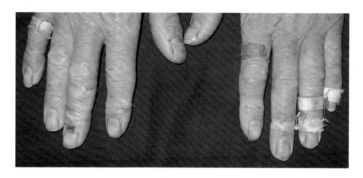

图 3-92　原发性失眠

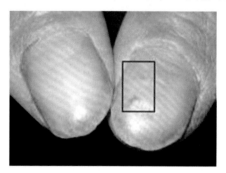

图 3-93　脑血栓形成

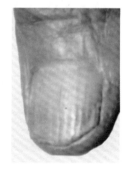

图 3-94　脑出血

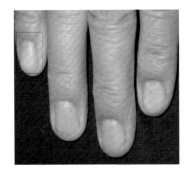

图 3-95　慢性肾小球肾炎

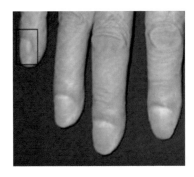

图 3-96　膀胱炎

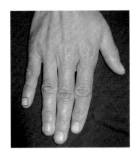

图 3-97　慢性膀胱炎

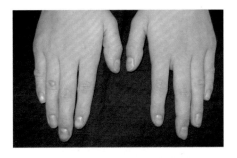

图 3-98　慢性肾盂肾炎

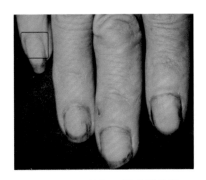

图 3-99　慢性肾盂肾炎潜伏期

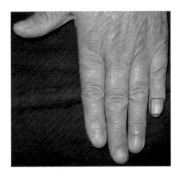

图 3-100　慢性肾盂肾炎发作期

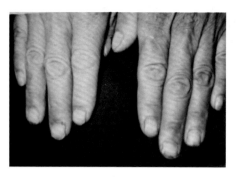

图 3-101　慢性肾盂肾炎反复发作

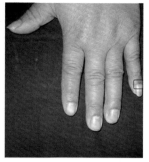

图 3-102　慢性肾盂肾炎

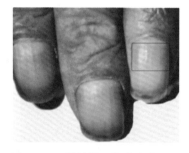

图 3-103　慢性肾盂肾炎合并血尿

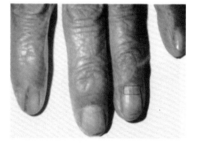

图 3-104　慢性肾盂肾炎合并腰痛

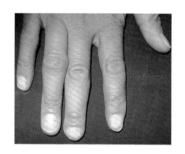

图 3-105　慢性肾盂肾炎合并
肾衰竭(尿毒症)

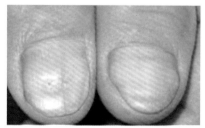

图 3-106　糖尿病

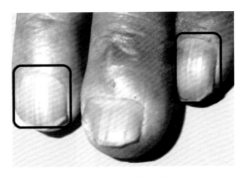

图 3-107　糖尿病

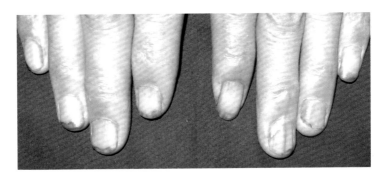

图 3-108　糖尿病

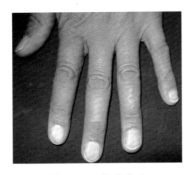

图 3-109　轻度贫血

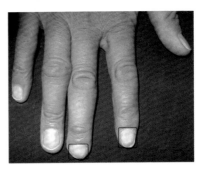

图 3-110　中度贫血

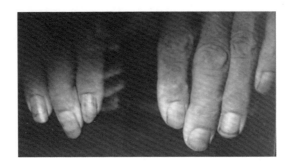

图 3-111　中度贫血

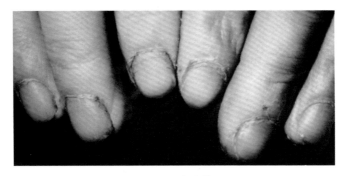

图 3-112　中度贫血

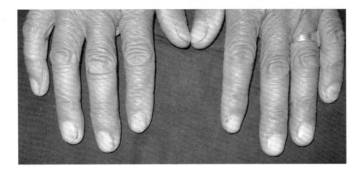

图 3-113　重度贫血

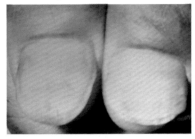

图 3-114　严重贫血

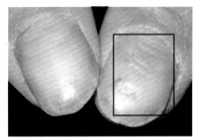

图 3-115　风湿性关节炎

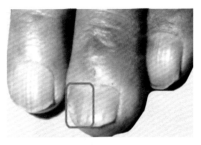

图 3-116　风湿性关节炎

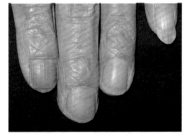

图 3-117　病毒性黄疸型肝炎

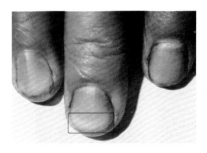

图 3-118　病毒性肝炎

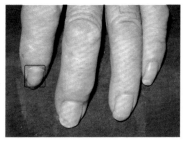

图 3-119　病毒性黄疸型肝炎

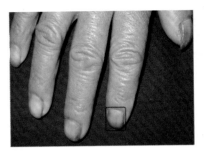

图 3-120 肺结核

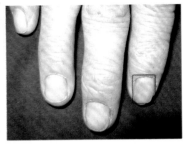

图 3-121 肺结核迁延期

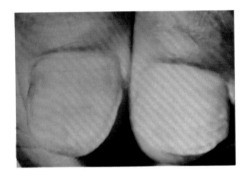

图 4-1 胃痛型胆囊炎

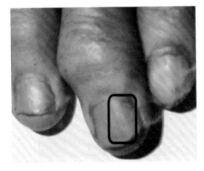

图 4-2 轻度肿痛型胆囊炎

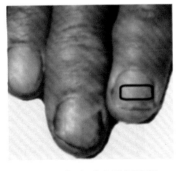

图 4-3 轻度肿痛型胆囊炎

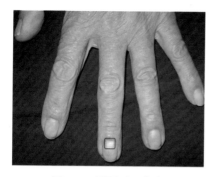

图 4-4　增厚型胆囊炎

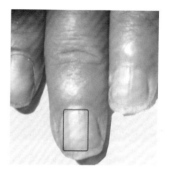

图 4-5　萎缩型胆囊炎

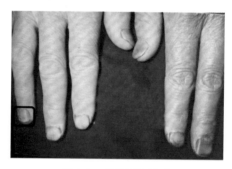

图 4-6　萎缩型胆囊炎

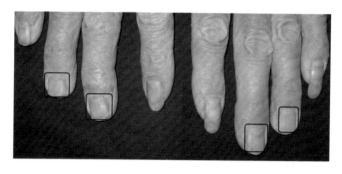

图 4-7　慢性混合型胆囊炎

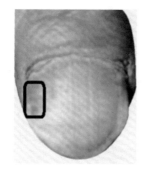

图 4-8　胆管炎

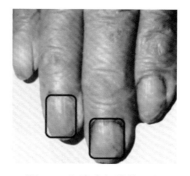

图 4-9　胆囊炎好转静止期

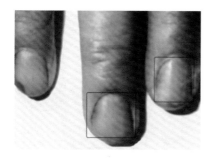

图 4-10　胆石病

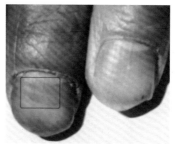

图 4-11　胆石病

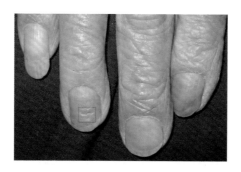

图 4-12　胆石病

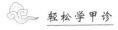
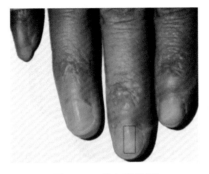

图 4-13　单个胆结石

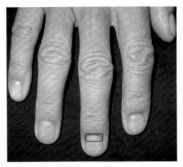

图 4-14　泥砂型胆结石

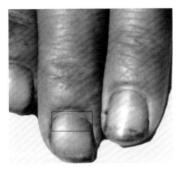

图 4-15　胆固醇型胆结石

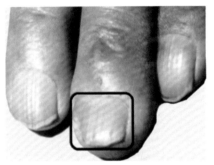

图 4-16　肝管结石

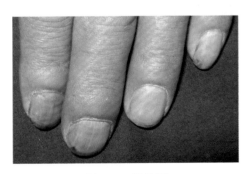

图 4-17　肾结石

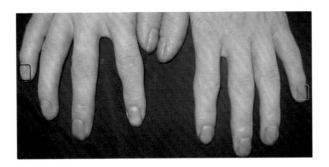

图 4-18　输尿管结石

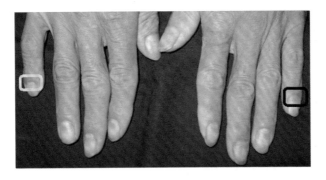

图 4-19　输尿管结石

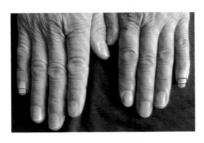

图 4-20　输尿管结石

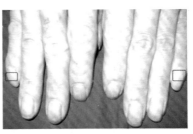

图 4-21　输尿管结石

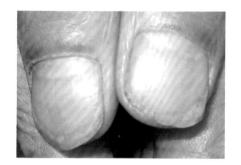

图 4-22　痔

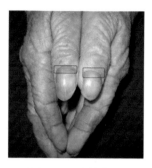

图 4-23　痔核出血

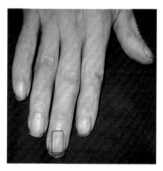

图 4-24　痔核出血

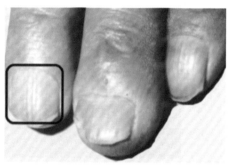

图 4-25　乳腺增生病

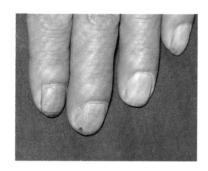

图 5-1　颈椎病

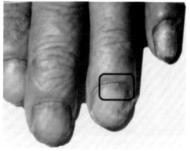

图 5-2　急性腰肌损伤

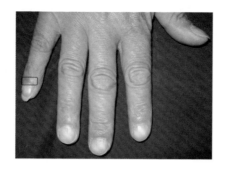

图 5-3　肾炎引起的腰痛

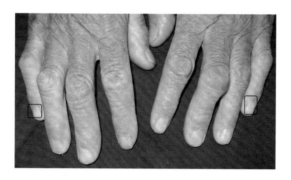

图 5-4　肾下垂引起的腰部酸痛

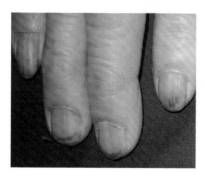

图 5-5　腰椎退行性变引起的腰痛

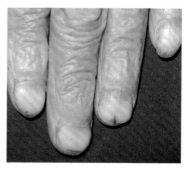

图 5-6　急性腰肌损伤

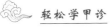
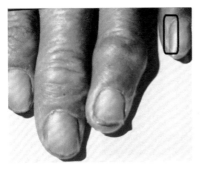

图 5-7　腰肌轻度损伤

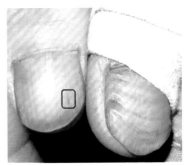

图 5-8　头部报伤甲征

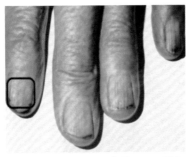

图 5-9　"血脏部"(锁骨以下,膈肌以上)报伤甲征

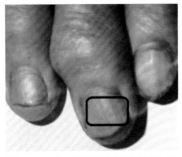

图 5-10　"心肝部"(膈肌以下,脐以上)报伤甲征

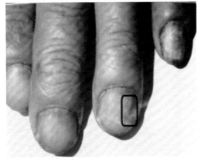

图 5-11　"肠肛部"(脐以下,耻骨联合以上)报伤甲征

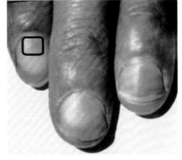

图 5-12　"命门部"(耻骨联合以下)报伤甲征

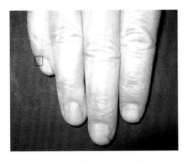

图 5-13　腰部轻度慢性劳损

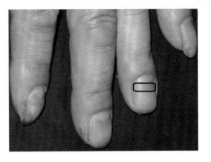

图 6-1　慢性前列腺炎

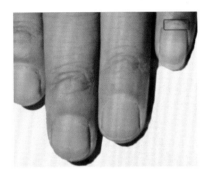

图 6-2　阳痿

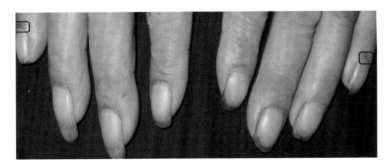

图 6-3　阳痿

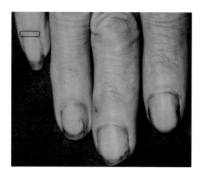

图 6-4　阳痿

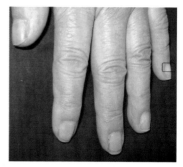

图 6-5　阳痿

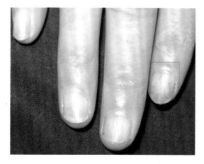

图 7-1　慢性盆腔结缔组织炎

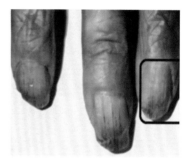

图 7-2　慢性盆腔结缔组织炎

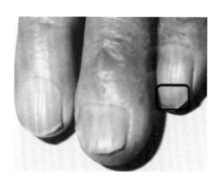

图 7-3　慢性输卵管炎

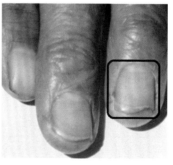

图 7-4　慢性输卵管炎

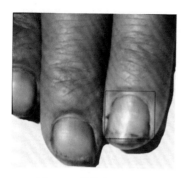

图 7-5　慢性输卵管炎

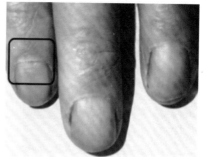

图 7-6　慢性输卵管炎

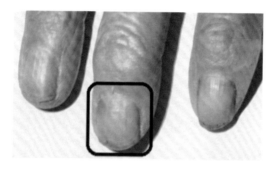

图 7-7　慢性输卵管炎

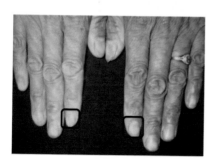

图 7-8　卵巢周围炎

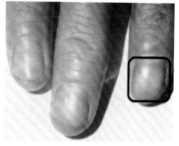

图 7-9　卵巢周围炎

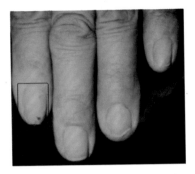

图 7-10　卵巢周围炎

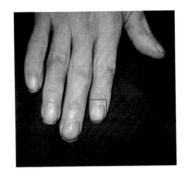

图 7-11　卵巢周围炎

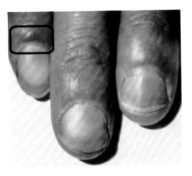

图 7-12　急性卵巢周围炎

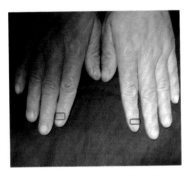

图 7-13　慢性卵巢周围炎

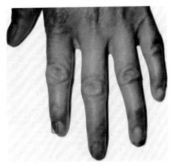

图 7-14　输卵管炎性阻塞性不孕症

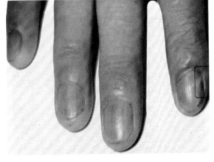

图 7-15　输卵管炎性阻塞性不孕症

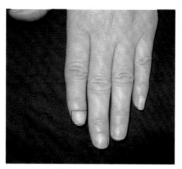

图 7-16　输卵管炎性阻塞性不孕症

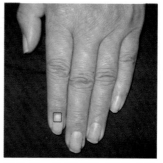

图 7-17　卵巢囊肿、卵巢功能障碍性不孕症

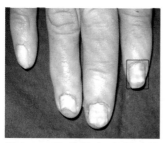

图 7-18　卵巢囊肿、卵巢功能障碍性不孕症

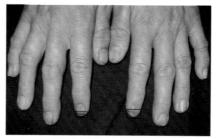

图 7-19　卵巢囊肿、卵巢功能障碍性不孕症

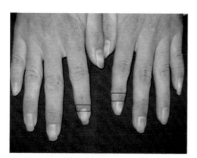

图 7-20　卵巢囊肿、卵巢功能障碍性不孕症

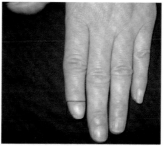

图 7-21　子宫偏小(发育不全)性不孕症

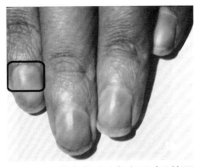

图 7-22　子宫偏小 (发育不全) 性不
孕症

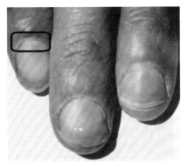

图 7-23　子宫偏小 (发育不全) 性
不孕症

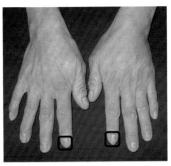

图 7-24　子宫偏小 (发育不全)
性不孕症

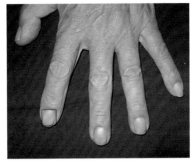

图 7-25　贫血 (宫寒) 性不孕症

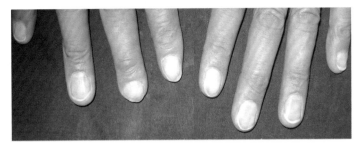

图 7-26　贫血 (宫寒) 性不孕症

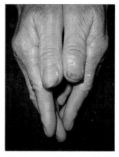

图 7-27　子宫内膜结核性不孕症

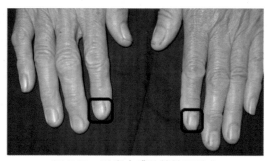

图 7-28　子宫内膜结核性不孕症

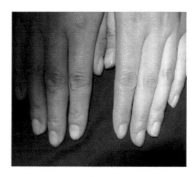

图 7-29　子宫内膜结核性不孕症

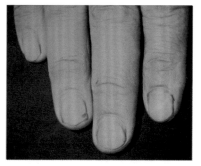

图 7-30　小儿缺铁性贫血

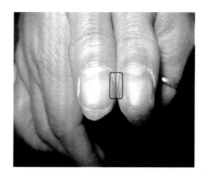

图 8-1　急性卡他性结膜炎

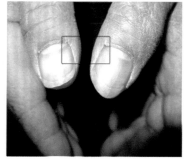

图 8-2　单纯疱疹性角膜炎

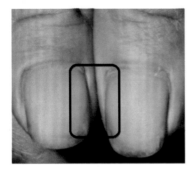

图 8-3　老年性白内障

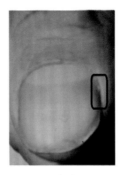

图 8-4　高度近视眼

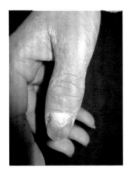

图 9-1　慢性化脓性中耳炎

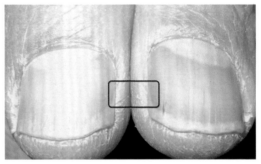

图 9-2　慢性鼻炎

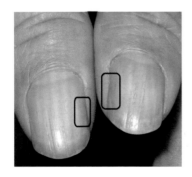

图 9-3　慢性鼻炎急性发作

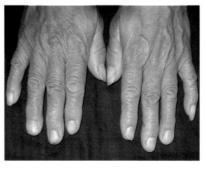

图 9-4　变应性鼻炎

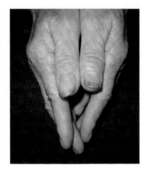

图 9-5　变应性鼻炎

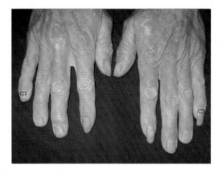

图 9-6　变应性鼻炎

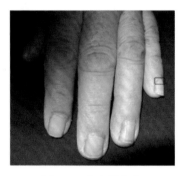

图 9-7　变应性鼻炎

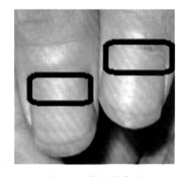

图 9-8　萎缩性鼻炎

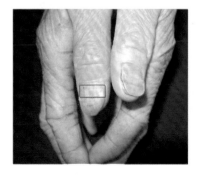

图 9-9　萎缩性鼻炎

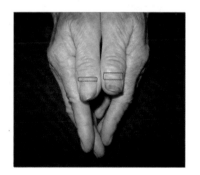

图 9-10　萎缩性鼻炎

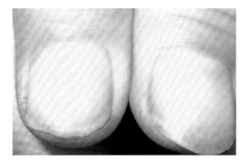

图 9-11　萎缩性鼻炎

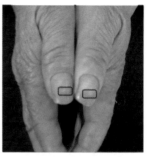

图 9-12　鼻息肉

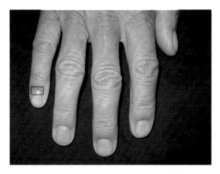

图 9-13　慢性鼻-鼻窦炎

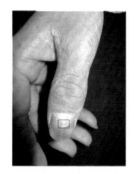

图 9-14　上颌窦炎

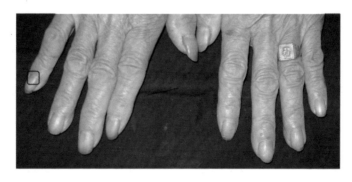

图 9-15　上颌窦炎

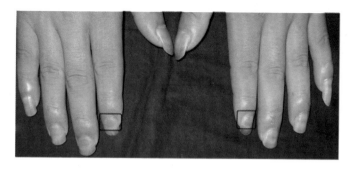

图 9-16　上颌窦炎合并上呼吸道炎

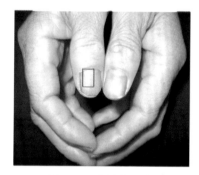

图 9-17　慢性鼻窦炎

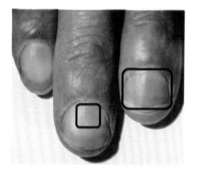

图 9-18　急性鼻-鼻窦炎

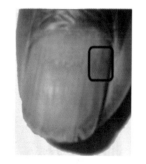

图 9-19　一侧急性扁桃体炎

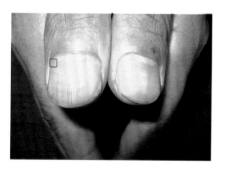

图 9-20　慢性扁桃体炎

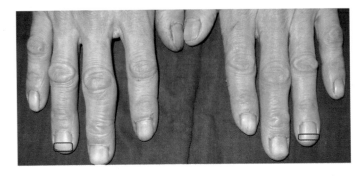

图 9-21　扁桃体炎

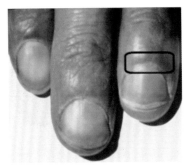

图 9-22　扁桃体炎

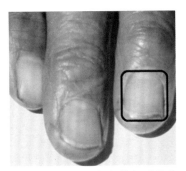

图 9-23　扁桃体炎合并上呼吸道
感染并常反复发作

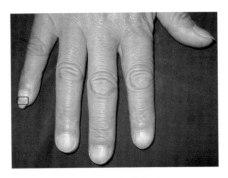

图 9-24　扁桃体炎

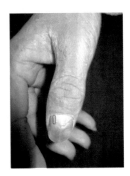

图 9-25　慢性咽炎

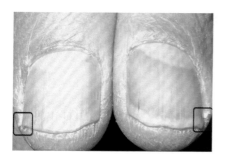

图 9-26 上呼吸道感染

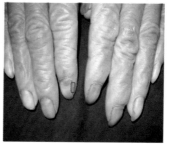

图 9-27 咽喉炎

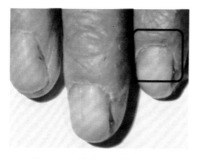

图 9-28 较为严重的口腔炎

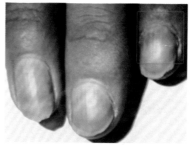

图 9-29 严重口腔炎合并口腔溃疡

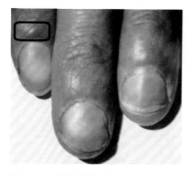

图 9-30 严重的咽喉部软组织损害

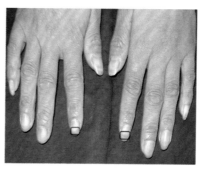

图 9-31 咽喉炎

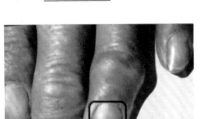

图 9-32　慢性咽喉炎

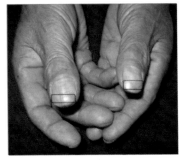

图 9-33　牙髓炎、牙龈炎、龋齿等

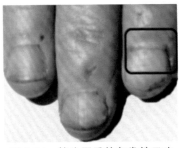

图 9-34　较为严重的复发性口疮

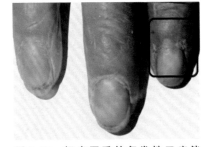

图 9-35　相当严重的复发性口疮伴见溃疡面